Walaa Fikry Elbossaty

Estudos bioquímicos, imunológicos e de biologia molecular na LLA

Walaa Fikry Elbossaty

Estudos bioquímicos, imunológicos e de biologia molecular na LLA

ScienciaScripts

Imprint

Cover image: www.ingimage.com

This book is a translation from the original published under ISBN 978-3-659-79317-2.

Publisher:
Sciencia Scripts
is a trademark of
Dodo Books Indian Ocean Ltd. and OmniScriptum S.R.L publishing group

120 High Road, East Finchley, London, N2 9ED, United Kingdom
Str. Armeneasca 28/1, office 1, Chisinau MD-2012, Republic of Moldova, Europe
Printed at: see last page
ISBN: 978-620-8-31353-1

ÍNDICE DE CONTEÚDOS:

Lista de abreviaturas

ALL	Acute lymphoblastic leukaemia
AML	Acute myeloid leukemia
ApnA	Diadenosine polyphosphate
ApppA	Diadenosine tri phosphate
Asn	Asparagine (amino acid)
β-cells	Pancreatic beta-cells
BMC	Bone marrow cell
Ca	Calcium
c-AMP	Cyclic adenosine mono phosphate
CBC	Complete blood cell count
CD	Cluster of Differentiation
CFS	Common Fragile Sites
CK	Creatine kinase
CNS	central nervous system
COX-2	Cyclooxygenase-2
CpG	Cytosine-phosphate-guanine
CR	complete remission
CSF-1	Colony-stimulating factor-1
Da	Dalton
DNA	Deoxyribonucleic acid
dNTP	Deoxy nucleotide triphosphates
ECM	Extracellular matrix
EDTA	Ethylen ediamine tetra acetic acid
ER	Estrogen receptors
FAB	French-American-British
FC	flow cytometry

Fdxr	Ferredoxin reductase
FHIT	Fragile Histidine Triad gene (human)
Fhit	Fragile Histidine Triad gene (mouse)
Fhit	Fragile Histidine Triad protein
FISH	fluorescent *in situ* hybridization
FITC	fluorescein isothiocyanate
FRA3B	Human fragile site at chromosomal locus 3p14.2
GH	Growth hormone
GST	glutathione-S-Transferase
Hb	Hemoglobin
His	Histidine (amino acid)
HIT	Histidine Triad Protein family
HR	high risk
IBD	Inflammatory bowel disease
IGF-1	Insulin like growth factor-1
IHC	Immunohistochemistry
IL	Interleukin
JAK2	Tyrosine kinase Janus kinase 2
kDa	Kilodalton
MAPK	Mitogen-activated protein kinase
MDR1	Multi-drug resistance gene 1
ml	Milliliters
MLL	mixed lineage leukemia
Mg	Magnesium
mRNA	messenger RNA
MSP	Methylation-Specific PCR
MTX	Methotrexate

NF-κB	Nuclear factor-Kb
NO	Nitric oxide
OD	Optical Density
OR	Odds ratio
OS	overall survival
PBS	Phosphate-buffered saline
PCR	Polymerase chain reaction
PI3K	Phosphatidylinositol 3-Kinase
q	Chromosome long arm
qPCR	Quantitative polymerase chain reaction
RFS	Rare Fragile Sites
ROS	Reactive Oxygen Species
RNA	Ribonucleic acid
SD	Standard deviation
SNP	Single nucleotide polymorphisms
T-ALL	T lymphocyte
TdT	terminal deoxynucleotidyl Transferase
TGF-β	Transforming growth factor-β
TNF-α	Tumour necrosis factors-α
UTR	Untranslated region
UV	Ultraviolet light
WBC	White blood cells
µL	Microliters
°C	degrees Celsius

DEDICAÇÕES

Esta tese é dedicada ao meu pai e à minha mãe, que me deram valores, prazer e amor. Sem o seu encorajamento e compreensão, ter-me-ia sido impossível terminar este trabalho. É a eles que dedico este trabalho. Esta tese é também dedicada às minhas adoráveis irmãs e irmão que me apoiaram e me deram a força necessária para concluir esta tese.

CAPÍTULO 1

I. Introdução e objetivo do trabalho

A leucemia é um cancro dos glóbulos brancos do sangue. A leucemia aguda significa que a doença progride de forma rápida e agressiva, exigindo tratamento imediato.

A leucemia aguda é classificada de acordo com o tipo de glóbulos brancos que são afectados. Existem dois tipos principais:

- linfócitos - utilizados principalmente para combater infecções virais
- células mielóides - que desempenham uma série de funções diferentes, como o combate a infecções bacterianas, a defesa do organismo contra parasitas e a prevenção da propagação de lesões nos tecidos

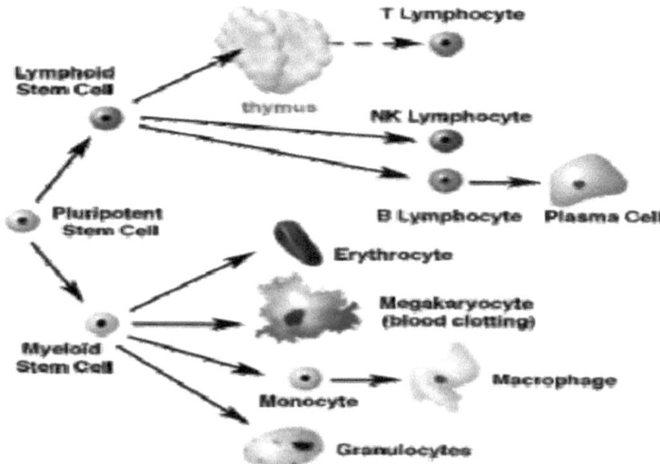

Figura (1): Diferenciação de células estaminais

Embora tenham sido feitos enormes esforços na identificação de factores susceptíveis de leucemia **(Olme et al., 2013),** a patogénese da leucemia não está totalmente esclarecida **(Danjie et al., 2014)**. Os factores ambientais, como a elevada exposição ao benzeno, a radiação e o trabalho elétrico, estão associados ao desenvolvimento da leucemia **(Rushton et al., 2014)**. Entretanto, sabe-se que a leucemia está associada à acumulação de defeitos numa vasta gama de genes do cancro **(Danjie et al., 2014)**.

A leucemia linfoblástica aguda (LLA) é um cancro dos glóbulos brancos caracterizado por um excesso de glóbulos brancos imaturos malignos (linfoblastos) **(Pui et al.,2004)**, que se multiplicam continuamente e são produzidos em excesso na medula óssea. A LLA causa danos e morte ao excluir as células normais da medula óssea e ao espalhar-se (infiltrar-se) para outros órgãos.

O gene FHIT está localizado no braço curto de 3 cromossomas. É um gene supressor que se encontra apagado ou inactivado em vários cancros humanos. Acredita-se que o FHIT seja um gene supressor de tumores, mas a sua função fisiológica ainda é desconhecida **(Siprashvili et al., 1997)**. A perda da função normal do FHIT pode estar envolvida na génese de pelo menos uma parte das leucemias humanas e que a expressão dos transcritos aberrantes do FHIT é um evento bastante específico e frequente nas células leucémicas **(Koichi et al., 1997; Chen et al., 2013)**.

Objetivo do trabalho

O objetivo geral desta tese foi caraterizar a leucemia linfoblástica aguda utilizando o perfil de expressão do gene FHIT para aumentar a nossa compreensão dos mecanismos genéticos que controlam e contribuem para o desenvolvimento e progressão da leucemia.

CAPÍTULO 2

Revisão da literatura

2.1. Leucemia linfoblástica aguda

11.1.1. Definição

A leucemia linfoblástica aguda (LLA) é uma forma de leucemia, ou cancro dos glóbulos brancos, caracterizada pela produção excessiva de glóbulos brancos imaturos e cancerosos - conhecidos como linfoblastos **(Seiter et al.,2014)**.

A leucemia linfoblástica aguda (LLA) engloba um grupo de neoplasias linfóides que, morfológica e imunofenotipicamente, se assemelham a células precursoras da linhagem B e da linhagem T **(Figura 2) (Debmalya et al., 2014).**

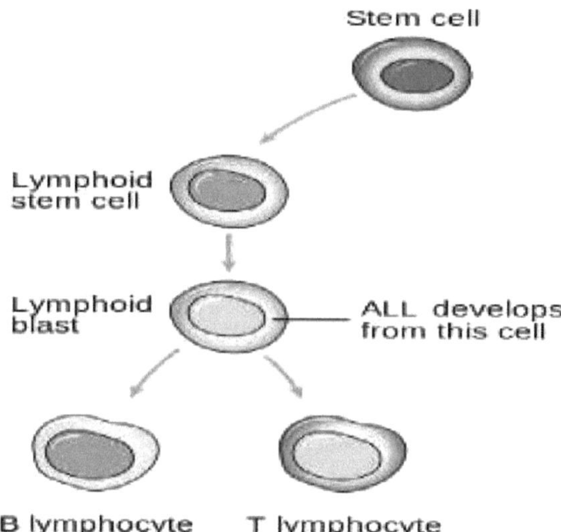

Figura (2): Diagrama que mostra o início da ALL celular na medula óssea (revisto por (Debmalya et al.**, 2014)).**

11.1.2. Epidemiologia

A maioria dos casos de LLA ocorre em crianças, com uma incidência de 3 a 4/100.000 em pacientes de 0 a 14 anos de idade e 1/100.000 em pacientes com mais de 15 anos, nos Estados Unidos **(Grigoropoulos et al., 2013)**.

De acordo com o Programa do Instituto Nacional do Cancro, Vigilância, Epidemiologia e Resultados Finais (US-SEER)21 , cerca de 60,3% dos casos de LLA são diagnosticados em doentes com menos de 20 anos; 10,3% entre os 20 e os 34 anos, 5,9% entre os 35 e os 44 anos, 6,7% entre os 45 e os 54 anos, 6,1% entre os 55 e os 64 anos, 5,0% entre os 65 e os 74 anos, 4,0% entre os 75 e os 84 anos e 1,7% em pessoas com mais de 85 anos **(Figura 3) (Sabina et al.,2013).**

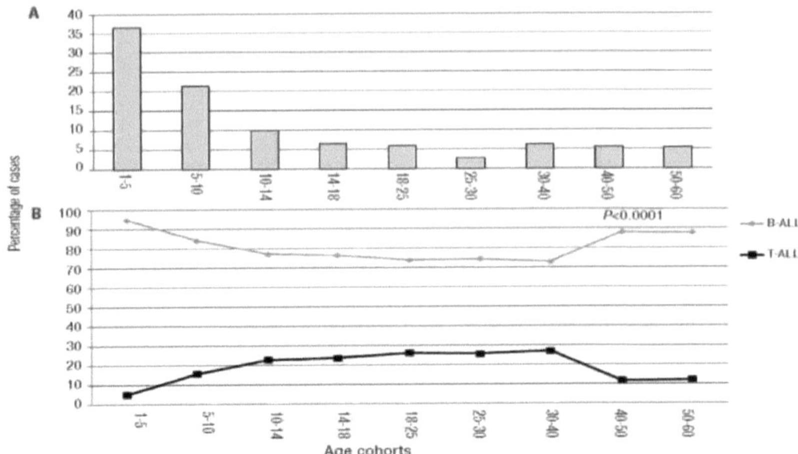

Figura (3): Taxas de incidência específicas por idade em LLA (revisto por (Sabina et *al.*, **2013)).**

(A) Percentagem da distribuição de LLA entre os vários grupos etários; **(B)** Derivação da linhagem nas várias coortes etárias. **BALL**: linha cinzenta; **T-ALL**: linha preta.

A LLA é ligeiramente mais frequente no sexo masculino do que no feminino, com uma incidência excessiva significativa em crianças brancas **(Ward *et al.*, 2014)**.

A LLA apresenta-se principalmente como doença de novo, sendo raros os casos em que ocorre como neoplasia secundária **(Shivakumar et al., 2008).** Uma variedade de factores genéticos e ambientais tem sido relacionada com a LLA.

Ocorre com maior frequência em pacientes com síndrome de Down, síndrome de Bloom, neurofibromatose tipo I e ataxia-telangiectasia **(Elliot e Mignon, 2013).**

Além disso, a exposição in utero a radiações ionizantes, pesticidas e solventes também tem sido relacionada com um risco acrescido de leucemia infantil **(Christine et al., 2015)**. Foram identificados genes de fusão específicos da leucemia ou rearranjos do gene da imunoglobulina (Ig) e do gene Ig clonal em cartões neonatais spot (Guthrie) de doentes que mais tarde desenvolveram LLA **(Jacques et al., 2015).**

II.1.3. Sinais e sintomas

O início clínico da LLA é, na maioria das vezes, agudo, embora uma pequena percentagem de casos possa evoluir insidiosamente ao longo de vários meses **(Marcos et al., 2014)**. Os sintomas e sinais estão correlacionados com a carga de células leucémicas e o grau de substituição da medula óssea, conduzindo a citopenias.

Os sintomas iniciais não são específicos da LLA, mas agravam-se ao ponto de se procurar ajuda médica **(Abhishek et al., 2014)**. Resultam da falta de células sanguíneas normais e saudáveis, porque são substituídas por leucócitos malignos e imaturos (glóbulos brancos) **(Figura 4)** (**Elizabeth e Daniel , 2013**).

Os sinais e sintomas da LLA são variáveis, mas decorrem da substituição da medula óssea e/ou da infiltração de órgãos **(Jun e Yukihiro , 2013)**.

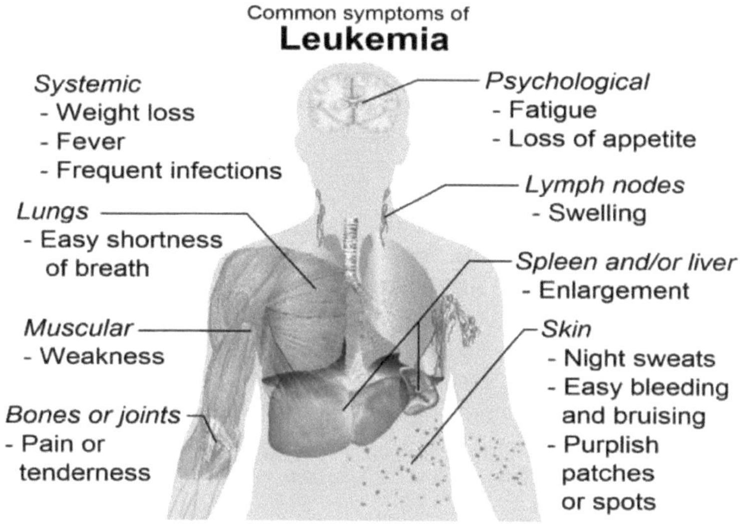

Figura (4): sintomas comuns da leucemia linfoblástica aguda (revisto por (Elizabeth e Daniel, 2013)).

11.1.4. Fisiopatologia

Em geral, o cancro é causado por danos no ADN que levam a um crescimento celular descontrolado e que se espalha por todo o corpo, quer através do aumento dos sinais químicos que provocam o crescimento, quer através da interrupção dos sinais químicos que controlam o crescimento **(Noriko e Kiyoshi, 2014).**

Os danos podem ser causados pela formação de genes de fusão, bem como pela desregulação de um proto-oncogene através da sua justaposição ao promotor de outro gene, por exemplo, o gene do recetor de células T **(Grupp et al., 2013)**. Este dano pode ser causado por factores ambientais, tais como produtos químicos, medicamentos ou radiação. A LLA está associada à exposição à radiação e a produtos químicos em animais e seres humanos. A exposição a níveis elevados de radiação é um fator de risco conhecido para o desenvolvimento de leucemia **(Jerry, 2014)**.

Estudos epidemiológicos têm associado a leucemia com a exposição a produtos químicos no local de trabalho **(Keqiu et al., 2014).** A Leucemia linfoblástica aguda (LLA), produz-se como resultado de um processo de transformação maligna de uma célula linfocítica progenitora nas linhagens B e T **(Pui et al, 2011).**

As células linfóides derivam de células estaminais hematopoiéticas pluripotentes da medula óssea, através de uma maturação gradual. No caso do desenvolvimento das células B, este processo inclui o desenvolvimento iniciado ao nível dos progenitores multipotentes com iniciação linfoide, dos progenitores linfóides comuns, das células pró-B, das células pré-B e das células B maduras. Este processo de maturação é rigorosamente controlado pela ativação hierárquica de factores de transcrição e pela seleção através da transdução de sinais funcionais **(Zhou et al., 2012).**

A LLA representa um grupo de neoplasias malignas de células linfóides da fase precursora

B/T (resultantes de insultos genéticos) que bloqueia a diferenciação linfoide e conduz a uma proliferação e sobrevivência celular aberrante **(Tsila e Jacob, 2014).**

Há muito que se sabe que a LLA é caracterizada por anomalias cromossómicas numéricas e estruturais graves, incluindo hiperdiploidia (>50 cromossomas), hipodiploidia (<44 cromossomas), translocações t {[12; 21], [1; 19], [9; 22], [4; 11]} e rearranjos (MYC, MLL). No entanto, várias observações indicam que estas lesões, por si só, não são suficientes para induzir a leucemia, sendo necessárias lesões cooperantes. A título de exemplo, rearranjos como t (12; 21), ETV6-RUNX1, que constituem 22% das LLA pediátricas, estão presentes anos antes do desenvolvimento da leucemia **(Ma et al., 2013)**.

Muitos dos genes envolvidos codificam proteínas com papéis-chave no desenvolvimento linfoide. Sugere-se que o evento inicial confere autorrenovação associada a mutação, conduzindo à paragem do desenvolvimento e a um evento cooperativo secundário na regulação do ciclo celular, supressão de tumores e modificação da cromatina, conduzindo eventualmente ao estabelecimento do clone leucémico **(Lo Nigro, 2013)**.

Vários relatórios descrevem o resultado com base na análise citogenética, em grandes coortes de doentes pediátricos e adultos com LLA, respetivamente **(Figueroa et al., 2013).**

Os genomas das LLA apresentam normalmente menos alterações genéticas estruturais do que muitos tumores sólidos **(Charles, 2013).** Poucos genes envolvidos no desenvolvimento linfoide normal: reguladores transcricionais de desenvolvimento (PAX5, IKZF1, EBF1, LEF1), supressores de tumores (CDKN2A, CDKN2B, RB1, TP53), genes de sinalização linfoide *(BTLA, CD200 TOX),* reguladores e coativadores transcricionais (TBL1XR1, ERG), bem como reguladores da estrutura da cromatina e reguladores epigenéticos (CTCF, CREBBP) **(Roger et al., 2013).** A LLA da linhagem T é caracterizada por mutações activadoras *de NOTCH1* e rearranjos dos factores de transcrição *TLX1 (HOX11), TLX3 (HOX11L2), LYL1, TAL1* e MLL **(Stephen e Charles, 2015).**

A sequenciação de todo o espetro de subtipos de LLA mostrou que a alteração de múltiplas vias celulares, incluindo o recetor de citocinas e a sinalização Ras, a supressão tumoral, o desenvolvimento linfoide e a regulação epigenética, são eventos típicos em diferentes subtipos de LLA (**Carl Marten et al.,2014**).

11.1.4.1. Alterações BCR-ABL1-like B-ALL e IKZF1

A LLA BCR-ABL1-like tem uma assinatura de expressão génica semelhante à da LLA BCR-ABL1, embora não tenha a translocação *BCR-ABL1.* Mais de 80% dos doentes com LLA BCR-ABL1-like apresentam anomalias em genes envolvidos no desenvolvimento das células B, como *IKZF1, PAX5* e *VPREB1.*

A prevalência de LLA BCR-ABL1-like é de aproximadamente 15% nas LLA pediátricas de células B e verificou-se que está associada a um resultado inferior (sobrevivência sem eventos a 5 anos <60%), tal como a LLA BCR-ABL1 **(Mullighan et al., 2008).**

O gene do fator de transcrição linfoide *IKZF1* codifica o IKAROS, o membro fundador de uma família de factores de transcrição do tipo "dedo de zinco" que é necessário para o desenvolvimento de todas as linhagens linfóides **(Martinelli et al., 2009).** As alterações *do IKZF1* estão presentes em mais de 70% dos casos de LLA BCR-ABL1 e estão associadas a um mau resultado tanto na LLA BCR-ABL1+ como na LLA *BCR-ABL1* **(Mullighan,2013).**

Verificou-se que os doentes com alterações BCR-ABLl-like ou *IKZF1* apresentavam uma taxa de recaída estatisticamente mais elevada em comparação com outros grupos genéticos, o que exigia uma modificação do tratamento **(Tsila e Jacob, 2014)**.

11.1.4.2. Sobre-expressão de CRLF2 e mutações JAK

O CRLF2, também conhecido como recetor da linfopoietina derivada do estroma tímico, é um recetor de citocinas de tipo I. O CRLF2 forma um complexo heterodimérico com o IL-7Ra numa unidade de sinalização funcional.

Os níveis de CRLF2 estão acentuadamente elevados num subconjunto de casos de LLA-B causados por translocação ou deleção. A frequência das alterações *de CRLF2* em LLA-B depende do grupo de doentes. A fusão *P2RY8-CRLF2* é de 7% em pacientes pediátricos com LBA, mas ocorre em até 50% dos casos de LBA associados à síndrome de Down **(Jun et al., 2014).**

Além disso, cerca de metade dos casos de rearranjo CRLF2 apresentam mutações activadoras concomitantes dos genes JAK *JAK1* e *JAK2* **(Figura 5).**

A via JAK/transdutores de sinal e activadores da transcrição (STAT) medeia a sinalização dos receptores de citocinas, quimiocinas e factores de crescimento através das tirosina quinases não-receptoras JAK e da família de factores de transcrição STAT **(Scott, 2013).**

11.1.4.3. T-ALL

A LLA da linhagem T é caracterizada por uma idade de início mais avançada, preponderância do sexo masculino e resultados inferiores em comparação com a LLA-B. Recentemente, a sequenciação de nova geração identificou mutações na sequência e, menos frequentemente, a deleção de *PHF6* em 16% e 38% dos casos de LLA-T na infância e no adulto, respetivamente **(Trinquand et al., 2013).** O papel do PHF6 na leucemogénese é pouco conhecido, mas as alterações de perda de função sugerem que o PHF6 é um supressor tumoral **(Sofie et al., 2015).**

A LLA precursora de células T iniciais é um subtipo agressivo de leucemia imatura que é responsável por uma elevada proporção de insucessos no tratamento da LLA-T. Estudos recentes descobriram que esta entidade está associada a mutações de perda de função em reguladores hematopoiéticos *(GATA3, IKZF1, RUNX1, ETV6),* mutações de ganho de função em Ras, FLT3, JAK e *IL7R,* e também mutações de inativação em reguladores epigenéticos *(EZH2, SUZ12, EED, SETD2, DNMT3A)* **(Haydu e Ferrando, 2013)**.

O espetro mutacional deste subtipo de LLA é semelhante ao observado nas leucemias mielóides, e a comparação do seu perfil transcricional com os dos progenitores hematopoiéticos humanos normais mostrou uma semelhança significativa com os progenitores hematopoiéticos estaminais e mielóides iniciais.

Assim, é provável que a LLA precursora de células T represente parte de um espetro de leucemias imaturas, semelhantes às células estaminais. Estão atualmente a ser explorados modificadores epigenéticos e agentes que visam a sinalização JAK-STAT **(Neumann et al., 2013).**

As variantes *ARID5B, IKZF1, CEBPE* e *BMI1-PIP4K2A* conferiram cumulativamente uma forte predisposição para a LLA, com crianças portadoras de seis a oito cópias de alelos de risco com um risco nove vezes maior de LLA em relação às portadoras de zero a um alelo de risco nestes quatro polimorfismos de nucleótido único **(Xu et al., 2013).**

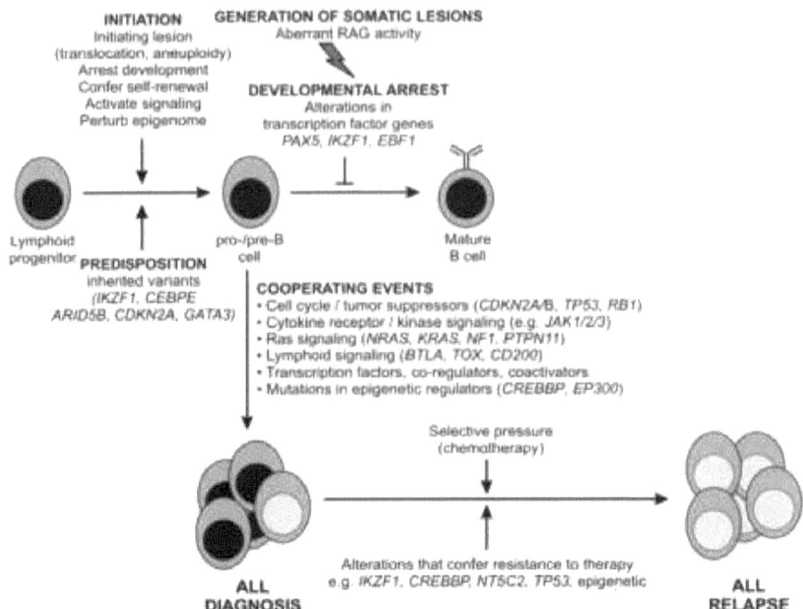

Figura (5): Esquema para a patogénese genética de B-ALL (revisto por (Jun et al**., 2014)).** São apresentadas as principais variantes genómicas hereditárias e somáticas e a sua relação com o desenvolvimento de LLA e o insucesso do tratamento. São apresentadas alterações representativas.

11.1.4.4. Leucemia e imunidade

A relação do sistema imunitário com a LLA é um processo complexo que envolve a interação de muitas células, incluindo leucócitos, barreiras epiteliais, proteínas do complemento, colexinas, pentraxinas, citocinas (TNF, IL-1, quimiocinas, IL-2, IFN tipo b, etc.), células Th1, Th2, Treg e Th17, CD28, FCGR2, GATA3, STAT4, STAT6 e muitas outras **(Chang et al, 2010).** As variações nos genes destas células podem afetar o seu desenvolvimento e a sua função na resposta imunitária e, por conseguinte, podem aumentar a suscetibilidade de desenvolver LLA **(Han et al, 2010)**.

Além disso, verificou-se que a molécula CD47 protege os clones leucémicos dos macrófagos ao ligar-se a uma molécula na superfície destas células. A interação entre os macrófagos e as células leucémicas inibe a ação específica dos macrófagos, o que permite a proliferação das células cancerosas **(Jaiswal et al, 2009)**.

11.1.4.5. Polimorfismos ambientais na leucemia

As variantes polimórficas de vários genes, a dieta, a exposição ambiental a agentes cancerígenos e as individualidades do sistema imunitário são potenciais factores que podem aumentar a predisposição para a leucemia **(Buffler et al., 2005).** No entanto, existem algumas especulações sobre o mecanismo dos potenciais agentes carcinogénicos que poderiam causar tais alterações à origem da ALL **(Kamdar et al., 2011).** Polimorfismos na via do metabolismo do folato A regulação genética do metabolismo do folato tem sido o foco de muitas investigações que podem influenciar na origem do clone pré-leucémico, através da hipometilação do ADN de genes reguladores chave, bem como da má incorporação de uracilo no ADN, levando a quebras de cadeia dupla e aberrações cromossómicas **(Safaei e Zaker, 2012)**. A presença de alguns polimorfismos nos genes envolvidos no metabolismo do folato (MTHFR, MTR, CBS, SHMT1 e TYMS) pode provocar uma deficiência na atividade enzimática e levar a um metabolismo inadequado do folato e à hipometilação do ADN, o que pode conduzir a um processo neoplásico **(Simon , 2013)**.O aporte insuficiente de folato produz concentração plasmática elevada de Homocisteína (Hcy) e elevação da adenosilmetionina (SAM), de modo que a SAM é inibidora da enzima metiltransferase (**Tanya et al., 2013**). Essa inibição pode alterar tanto o processo de metilação do DNA, quanto a regulação da expressão gênica **(Naifeng, 2015)**. A hipometilação está associada à ativação de Oncogenes e processos neoplásicos, enquanto que a hipermetilação de ilhas CpG em regiões promotoras, de alguns genes supressores tumorais, impede a transcrição e promove o desenvolvimento de tumores **(Yiping et al., 2013)**.

1- **Metionina Sintetase** (MTR): Outros polimorfismos estudados, em associação com a ALL, são o polimorfismo missense MTR c.2756A>G (D919G), que tem sido reportado que altera a suscetibilidade a vários cancros, que catalisa a remetilação da Hcy para Metionina e a desmetilação do 5-meTHF para THF, e tem influência na metilação do DNA, bem como na síntese de ácidos nucleicos **(Figura 6) (Greene, 2011).**

2- **Cistationina-β-Sintase** (CBS): Gene localizado em 21q22.3), os polimorfismos mais estudados com a leucemia são o T833C, que co-segrega com o 844ins68, e o G919A **(Ge et al, 2011)**, catalisa a condensação da serina e Hcy para formar cistationina, um passo intermédio na síntese da cisteína **(Figura 6).**

3- **Serina hidroximetiltransferase 1** (SHMT1): A SHMT1 citosólica regula o 5, 10-MeTHF que actua como substrato para a MTHFR. O polimorfismo 1420C>T deste gene reduz os níveis de folato circulante e pode imitar a deficiência de folato, desviando consequentemente o 5, 10-MeTHF para a síntese de ADN, tendo sido demonstrado que modera o risco de malignidades hematológicas. O folato é um componente importante no desenvolvimento da embriogénese e do desenvolvimento fetal precoce, através dos seus efeitos na metilação e síntese do ADN. Assim, a origem in utero bem documentada da LLA levou à hipótese de que a ingestão deficiente de folato pode ser importante na sua etiologia **(Naifeng, 2015)**.

4- **Timidilato** sintase (TYMS): Foi demonstrado que a timidilato sintase (TS) modera o risco de doenças malignas hematológicas. No entanto, tem sido proposto que tal se deve a factores genéticos e ambientais **(Krajinovic et al, 2004)**. Em consonância com este paradigma, foi demonstrado que as variantes de genes envolvidos no metabolismo de xenobióticos, na via de reparação do ADN e nas funções do ponto de controlo do ciclo celular influenciam a suscetibilidade à LLA **(Pui, 2009).** Muitas enzimas estão envolvidas no metabolismo do folato, entre as quais a timidilato sintase (TS), codificada pelo gene TS, localizado no cromossoma 18p11.32, desempenha um papel vital na manutenção de um fornecimento equilibrado de desoxinucleotidil, necessário para a síntese e reparação do ADN, catalisando a conversão de dUMP em dTMP (**Nazki et al, 2012**).Os polimorfismos no gene TYMS incluem uma deleção de 6 pb (1494del6), na região 3'-não traduzida da TS, que influencia os níveis de ARN; e uma sequência de repetição polimórfica em tandem de 28 pb na região promotora do potenciador da TS **(Lightfoot et al, 2010)**.

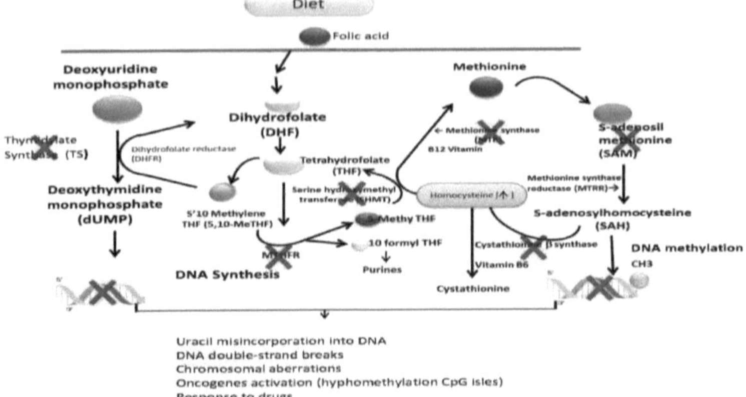

Figura (6): Polimorfismos (MTHFR, CBS e TS) via do folato no desenvolvimento da LLA (revisto por (Safaei e Zaker, 2012)).

II.1.5. Diagnóstico

O diagnóstico da LLA começa com uma história clínica. A leucemia linfocítica aguda (LLA) é diagnosticada com base em vários testes.

A- Exame físico

Examinar o doente para detetar sinais de gânglios linfáticos aumentados ou de aumento do fígado ou do baço. Procurar também quaisquer sinais de nódoas negras ou hemorragias **(Pinar et al., 2013).**

B- Análises ao sangue

A contagem completa de glóbulos sanguíneos (CBC), que verifica o número de glóbulos brancos, glóbulos vermelhos e plaquetas, é o primeiro passo para o diagnóstico de LLA **(Collier, 1991)**. Também são efectuadas análises ao sangue para avaliar o estado do fígado, dos rins e da coagulação sanguínea e para verificar os níveis de determinados minerais e proteínas **(Rytting, 2014).**

C- Biópsia da medula óssea

Se os resultados das análises sanguíneas forem anormais ou se o médico suspeitar de leucemia apesar das contagens normais de células, os passos seguintes são a aspiração da medula óssea e a biopsia **(Figura 7) (Elizabeth e Daniel, 2013).**

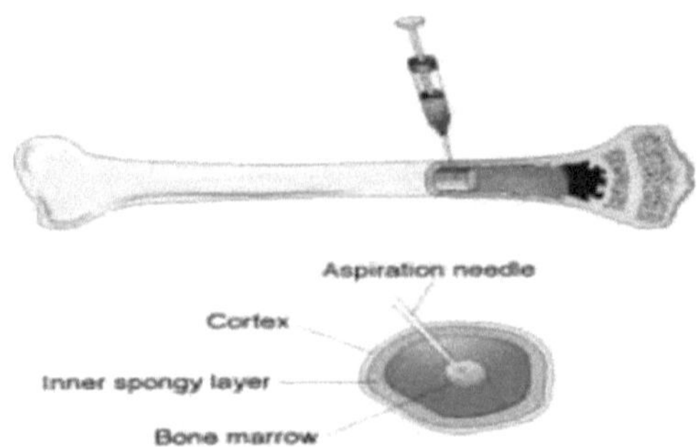

Figura (7): Aspirado de medula óssea (revisto por (Elizabeth e Daniel, 2013)).

A medula óssea normal contém 5% ou menos de células blásticas. Na leucemia, os blastos anormais constituem entre 20 a 100% da medula óssea.

D- Spinal Tap

Se o exame da medula óssea confirmar a LLA, pode ser efectuada uma punção lombar. Uma amostra de líquido cefalorraquidiano com células leucémicas é um sinal de que a doença se espalhou para o sistema nervoso central (**Figura 8**) (**Carolina et al., 2013**).

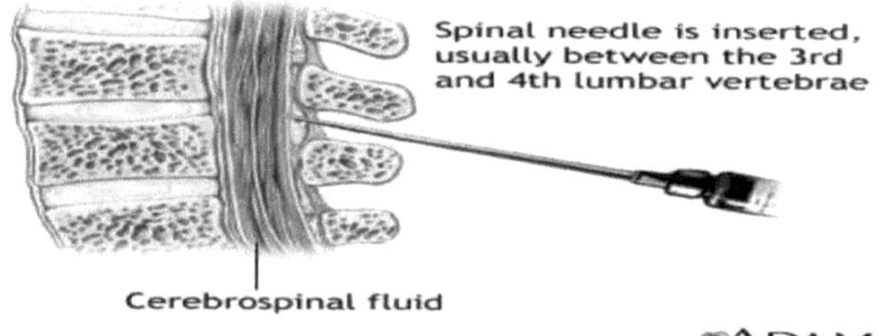

Figura (8): Torneira espinhal (revisto por (Carolina et **al., 2013)).**

E- Testes efectuados após o diagnóstico

Uma vez feito o diagnóstico de leucemia, são efectuados outros testes às células da medula óssea:

Os testes de citoquímica, citometria de fluxo, imunocitoquímica e imunofenotipagem são utilizados para identificar e classificar tipos específicos de leucemia. A citoquímica distingue as células da leucemia linfocítica das células da leucemia mieloide (**Cian et al., 2013**).

(I) A imunofenotipagem mostra se as células ALL são células T ou células B no antigénio localizado na superfície da célula (**Otto et al., 2015**).

(II) Os testes citogenéticos podem detetar translocações (como o cromossoma Filadélfia) e outras anomalias genéticas (**Tabela 1**) (**Alicia et al., 2013**).

Tabela (1): Translocação citogenética e anomalia genética molecular na LLA

Cytogenetic translocation	**Molecular genetic abnormality**	**%**
cryptic t(12;21)	TEL-AML1 fusion **(Stams *et al.*,2005)**	25.4% **(Pakakasama *etal.*, 2008)**
T(1;19)(q23;p13)	E2A-PBX (PBX1) fusion **(McWhirter *et al.*,1999)**	4.8% **(Pakakasama *etal.*,2008)**
t(9;22)(q34;q11)	BCR-ABL fusion(P185) **(Rudolph *et al.*,2005)**	1.6% **(Pakakasama *etal.*,2008)**
t(4;11)(q21;q23)	MLL-AF4 fusion **(Caslini *et al.*,2004)**	1.6% **(Pakakasama *et al.*,2008)**
t(8;14)(q24;q32)	IGH-MYC fusion **(Martín *et al.*,2005)**	
t(11;14)(p13;q11)	TCR-RBTN2 fusion **(Zalcberg *et al.*,1995)**	

(III) A hibridação fluorescente in situ (FISH) é utilizada para a análise genética. A FISH é utilizada para identificar alterações específicas nos cromossomas (**Wedad et al., 2014**).

II.1.6. Classificação

A **Classificação TNM dos Tumores Malignos** (**TNM**) é um sistema de notação de estadiamento do cancro que fornece códigos para descrever o estádio do cancro de uma pessoa, quando este tem origem num tumor sólido, mas não é aplicável a cancros difusos como a leucemia e tem uma utilidade limitada para outros cancros como o linfoma difuso e o cancro do ovário **(Tobias e Hochhauser,2013)**.

II.1.6.1. Classificação dos FAB

A subtipagem das várias formas de LLA costumava ser efectuada de acordo com a classificação franco-americana-britânica (FAB), que era utilizada para todas as leucemias agudas (incluindo a leucemia mieloide aguda, LMA) **(Quadro 2) (Faseeh e Fazli,2014).**

Tabela (2): Classificação FAB de LLA

ALL-L1	small uniform cells
ALL-L2	large varied cells
ALL-L3	large varied cells with vacuoles (bubble-like features)

Cada subtipo é depois classificado através da determinação dos marcadores de superfície dos linfócitos anormais, o que se designa por imunofenotipagem. Existem 2 tipos imunológicos principais: células pré-B e células pré-T. A LLA de células B maduras (L3) é atualmente classificada como linfoma/leucemia de Burkitt. A subtipagem ajuda a determinar o prognóstico e o tratamento mais adequado para a LLA.

11.1.6.2. Organização Mundial de Saúde

O recente painel internacional da OMS sobre TODOS recomenda que a classificação FAB seja abandonada, uma vez que a classificação morfológica não tem relevância clínica ou prognóstica. Em vez disso, defende a utilização da classificação imunofenotípica mencionada abaixo **(Debmalya et al., 2014).**

1- Leucemia linfoblástica aguda/linfoma Sinónimos: Antigo Fab L1/L2

I. Leucemia/linfoma linfoblástico agudo precursor B.

II. Leucemia/linfoma linfoblástico agudo T precursor

2- Leucemia/linfoma de Burkitt Sinónimos: Antigo FAB L3

3- Leucemia aguda bifenotípica

11.1.6.3. Imunofenotipagem no diagnóstico e classificação da LLA

A utilização do ensaio da Terminal desoxinucleotidil transferase (TdT) e de um painel de anticorpos monoclonais (MoAbs) para antigénios associados a células T e a células B identificará quase todos os casos de LLA **(Tabela 3) (Gisele et al.,2014)**.

Tabela (3): Categorias imunofenotípicas da leucemia linfoblástica aguda (LLA)

Types	FAB Class	TdT	T cell Associate antigen	B cell associate antigen	c Ig	s Ig
Precursor B	L1,L2	+	-	+	-/+	-
Precursor T	L1,L2	+	+	-	-	-
B-cell	L3	-	-	+	-	+

11.1.6.4. DIAGNÓSTICO PATOLÓGICO

A - Morfologia

O sistema franco-americano-britânico (FAB), que se baseava principalmente no aspeto microscópico das células leucémicas, tal como observado em esfregaços corados com Wright-Giemsa **(Bennett et al., 1981).**

A classificação FAB delineou três grupos morfológicos de LLA, designados por L1, L2 e L3 **(Figura 9).** Mais frequentemente, os blastos de LLA são de tamanho pequeno a intermédio, com citoplasma escasso, cromatina nuclear condensada e nucléolos indistintos ou ausentes (subtipo FAB L1). Menos frequentemente, as células de LLA podem ser maiores, com quantidades moderadas de citoplasma basófilo pálido, cromatina nuclear finamente dispersa e nucléolos proeminentes (subtipo FAB L2). Muito raramente, a LLA pode apresentar-se como o subtipo FAB L3, que consiste em grandes blastos, com abundante citoplasma profundamente basófilo e ocasionalmente vacuolado, cromatina nuclear grosseiramente aglomerada e nucléolos variavelmente proeminentes **(Aline et al., 2015).**

Foram descritas várias variantes morfológicas da LLA, nenhuma das quais tem significado prognóstico. Os blastos leucémicos podem conter vacúolos, grânulos rosa pálido ou azurófilos ("LLA granular"), ou inclusões gigantes **(Darbyshire et al., 1987).**

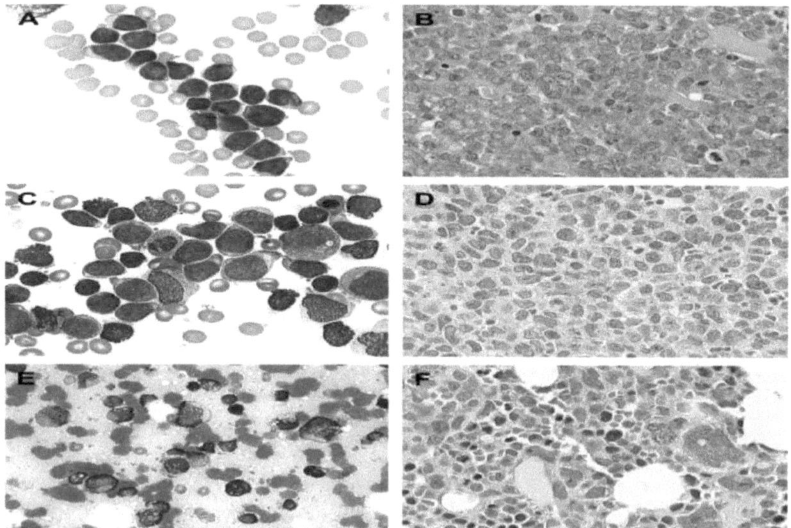

Figura (9): A morfologia da LLA/LBL em esfregaços e secções de tecido incluídas em parafina.

(A, B) TODOS L1. (C-D) **LLA L2**. **(E, F) Achados morfológicos num caso de LLA B precursora com hipodiploidia**, assemelhando-se a um linfoma de células B maduras de alto grau **(A, C, E, coloração de Wright-Giemsa) (B, D, F, hematoxilina-eosina; ampliação original de 60x imersão em óleo) (revisto por (Darbyshire** et al., **1987)).**

B- Citoquímica

A coloração citoquímica tem sido utilizada com uma frequência cada vez menor no diagnóstico da LLA, devido à disponibilidade da imunofenotipagem. As células leucémicas da LLA são uniformemente negativas para a mieloperoxidase (MPO), Sudan Black-B, cloroacetato esterase e esterases não específicas **(Brunning et al., 1993)**.

C- Imunofenotipagem

Os estudos imunofenotípicos são uma componente essencial do diagnóstico da LLA/LBL. Ao contrário das caraterísticas morfológicas, a linhagem de LLA estabelecida desta forma subdivide esta doença em duas categorias amplas, clínica e biologicamente significativas: LLA de células B precursoras (LLA-B) e LLA de células T precursoras (LLA-T) **(Kaminski et al., 2012).**

A LLAB é caracterizada pela expressão de uma variedade de antigénios específicos das células B, que incluem frequentemente PAX-5 (proteína activadora específica das células B), CD19, CD20, CD22 (superfície e citoplasmático), CD24 e CD79a (citoplasmático). Em particular, o CD20, um marcador de células B maduras, pode ser expresso apenas parcial e fracamente pelos linfoblastos leucémicos ou pode ser totalmente negativo em LLA-B **(van Dongen et al., 2012).** Uma grande proporção de LLA-B também expressa CD10 (antigénio comum da leucemia linfocítica aguda), um antigénio consistentemente expresso por progenitores de células B normais. A maioria das LLA-B apresenta uma expressão fraca de CD45 (antigénio comum dos leucócitos), e um subconjunto destas leucemias, mais comum em crianças, pode ser CD45 negativo **(Sushma et al., 2013)**. Outros antigénios frequentemente expressos pelos blastos leucémicos incluem marcadores de progenitores frequentemente observados em precursores de células B em fase inicial, incluindo CD34 e desoxinucleotidiltransferências terminais (TdT) **(Sabina et al., 2014).** A maioria dos casos de BALL também mostra a expressão de um ou vários antigénios associados a mieloides, mais frequentemente CD13 e CD33 e menos frequentemente CD11b, CD15 e CD66c. O padrão de aberrações imunofenotípicas correlaciona-se, até certo ponto, com a lesão genética subjacente na LLA-B. A LLA-T é caracterizada pela expressão de antigénios associados à linhagem T (CD2, CD3, CD4, CD5, CD7, CD8), bem como CD1a, CD10, CD34, CD99, HLA-DR e TdT **(Orentas et al., 2014).**

O padrão de expressão de antigénios pode ser utilizado para subclassificar as LLA-T de acordo com as fases de desenvolvimento dos timócitos normais a que se assemelham **(Bene et al., 1995) (Quadro 4).** Nomeadamente, alguns T-ALL/LBL podem ser negativos para TdT **(Faber et al., 2000)**. As LLA-T podem expressar frequentemente antigénios mielóides, incluindo CD11b, CD13, CD15 e CD33. Em casos raros, expressam CD117. Esta última caraterística é mais frequentemente observada em associação com um subconjunto de T-ALL recentemente descrito que parece assemelhar-se a precursores precoces de células T que migraram recentemente da medula óssea para o timo **(Coustan et al.,2009**Estes casos geneticamente heterogéneos partilham um imunofenótipo CD1a- , CD8-, CD5 fracamente+, CD117+, CD34+, HLA-DR+, CD13+, CD33+, CD11b+, ou CD65+ e parecem estar invariavelmente correlacionados com uma má resposta à terapêutica, incluindo falha na indução da remissão e/ou recidiva hematológica. Por conseguinte, nestes doentes, justifica-se uma abordagem terapêutica agressiva, incluindo o transplante de células estaminais hematopoiéticas **(Orentas et al., 2014)**.

Tabela (4): Subclassificação de LLA-T de acordo com as fases de maturação dos timócitos normais

T-ALL Subtype	CD1a	CD2	CCD3	sCD3	CD4	CD5	CD7	CD8	CD34
Pro-T	-	-	+	-	-	-	+	-	+
Pre-T	-	+	+	-	-	+-	-	-	+-
Cortical T	+	+	+	-	+	+-	+	+	-
Medullary T	-	+	+	+	+-[a]	+-	+	+-	-

a: A fase medular de T-ALL mostra a expressão de CD4 ou CD8; +: presença; -: ausência.

II.1.7. Genética da leucemia linfoblástica aguda

Embora relativamente homogéneas a nível morfológico e imunofenotípico, as LLA/LBL apresentam uma heterogeneidade significativa a nível genético. As suas lesões genéticas definem subgrupos de doença com biologia e resposta à terapêutica distintas e são utilizadas nos esquemas de estratificação do risco para a maioria dos protocolos de tratamento actuais (**Girish et al., 2014**).

1.1.1.1. . Genética da leucemia linfoblástica aguda de células B precursoras

As LLA-B incluem vários subgrupos citogenéticos com caraterísticas biológicas e farmacológicas distintas. Estes subgrupos representam ~ 60% a 80% dos casos em crianças e adultos. As caraterísticas clinicopatológicas e moleculares dos principais subtipos genéticos de LLA-B estão resumidas na **Tabela (5).**

Tabela (5): Subtipos citogenéticos de LLA-B precursora e respectivas caraterísticas clínico-biológicas

Cytogenetic Subgroup	Frequency (%)	Cytogenetic Abnormality	Fusion Gene	Unique Morphologic Features	Unique Immunophenotypic Features	Additional Molecular Abnormalities	Pharmacologic Features	Prognostic Category
Hyperdiploid ALL	27–29 (P) 6–8 (A)	51–65 chromosomes (14, 114, 121, 1X)	NA	NA	NA	Uncommon BCDG Mutations (13%), FLT3 Mutations (21%–25%)	Higher sensitivity to MTX, MP	Favorable/ low risk (P) Unfavorable (A)
ALL with t(12;21)	22–25 (P) 1–2 (A)	t(12;21) (p13;q22)	TEL/AML1 (ETVX/ RUNX1)	NA	Early pre–B-ALL, My1	Monoallelic PAX5 deletions (28%)	Higher sensitivity to Asparaginase	Favorable/ low risk (P)
ALL with t(1;19)	3–6 (P) 5–7 (A)	t(1;19) (q23;p13)	E2A (TCF3)/PBX1	NA	Pre–B-ALL, CD34-/dim1, CD20-,CD911	NA	NA	Standard risk (P) Unfavorable (A)
Philadelphia1 ALL	2–3 (P) 20–30 (A)	t(9;22) (q34;q11.2)	BCR/ABL(P190, P210)	ALL1, sometimes granular blasts	NA	IKZF1 (Ikaros) deletions, BCDG mutations in 66%	NA	Unfavorable/ high risk (P,A)
ALL with t(v;11q23); MLL Rearranged	2–3 (P) 5–7 (A)	t(4;11) q21;q23) t(19;11) (p13;q23)	AF4/MLL ENL/MLL	NA	Early pre-B, CD10-, CD151, sCD22-, CD651, NG21	FLT3 mutations (18%) Increased expression of HOX genes	Higher sensitivity to cytarabine	Unfavorable/ high risk (P,A)
ALL with t(v;11q23); MLL Rearranged	2–3 (P) 5–7 (A)	t(4;11) (q21;q23) t(19;11) (p13;q23)	AF4/MLL ENL/MLL	NA	Early pre-B, CD10-, CD151, sCD22-, CD651, NG21	FLT3 mutations (18%) Increased expression of HOX genes	Higher sensitivity to cytarabine	Unfavorable/high risk (P,A)
Hypodiploid ALL	5%–6% (P) NA (A)	<46 chromosomes (typically near haploid or low Hypodiploid	NA	NA	NA	BCDG mutations in 100%	NA	Unfavorable/ High risk
ALL with Eosinophilia	<1	t(5;14 q31;q32)	IL3/IGH	Increased dysplastic eosinophils	NA	NA	NA	NA

Abreviaturas: A, % em adultos; **BCDG,** genes de desenvolvimento das células B (por exemplo,

PAX5, EBF1, IKZF1, LEF1, TCF3, BLNK); **FLT3,** tirosina quinase 3 relacionada com fms; **MP,** mercaptopurinas; MTX, metotrexato; My, antigénios mieloides; **NA,** não aplicável, não conhecido; **P, %** em doentes pediátricos.

1.1.1.2. . Genética da leucemia linfoblástica aguda de células T

Embora extensos estudos moleculares combinados com perfis de expressão genética tenham revelado uma grande quantidade de informações sobre a biologia molecular da LLA-T, nenhum destes dados é atualmente utilizado em decisões terapêuticas nesta doença, provavelmente devido ao menor número de casos disponíveis para avaliação nesta forma menos comum de LLA **(Hans-Christoph e Thomas ,2013)**.

As anomalias cromossómicas recorrentes na LLA-T incluem frequentemente translocações recíprocas que interrompem genes de factores de transcrição importantes para o desenvolvimento, em resultado de rearranjos em loci para os genes do recetor de células T (TCR), mais frequentemente TCRa (14q11.2) e TCRβ (7q35).

Exemplos comuns incluem a t(1;14) (p32;q11) (3% dos casos), que envolve o gene TAL/SCL1 (1p32), a t(10;14) (q24;q11.2) que perturba o gene do fator de transcrição HOX11 (10q24), **(Hatano et al.,1991)** , a translocação t(5;14) (q35;q32), com rearranjos do gene HOX11L2, **(Ballerini et al.,2002)**, e as t(11;14) e t(7;11) envolvendo os oncogenes LMO1(11p15) e LMO2(11p13), respetivamente **(Valge et al.,1998).**

11.1.8. Prognóstico

O prognóstico da LLA melhorou drasticamente nas últimas décadas, em resultado da adaptação da terapêutica ao nível de risco de recidiva, de melhorias nos cuidados de apoio e da otimização dos fármacos de quimioterapia existentes. O resultado da LLA pediátrica evoluiu de uma sobrevivência global de menos de 10% na década de 1960 para cerca de 75% a 80% atualmente **(Pui et al., 2011).** No entanto, os doentes adultos têm uma perspetiva menos otimista. As taxas de remissão atingiram 85% a 90%, com taxas de sobrevivência global de apenas 40% a 50% **(Gokbuget et al., 2009).**

Cerca de 75% dos doentes apresentam caraterísticas de risco fraco e têm uma sobrevivência livre de doença de 25%, e apenas 25% apresentam caraterísticas de risco padrão que conferem uma sobrevivência livre de doença superior a 50% **(Neeti et al., 2014).** O prognóstico da LLA difere entre indivíduos, dependendo de uma variedade de factores:

- **Género**: as mulheres tendem a ter melhores resultados do que os homens.
- **Etnia**: Os caucasianos têm maior probabilidade de desenvolver leucemia aguda do que os afro-americanos, asiáticos ou hispânicos.
- **Idade no momento do diagnóstico**: as crianças com idades compreendidas entre 1 e 10 anos têm maior probabilidade de desenvolver LLA e de ficarem curadas. Os casos em doentes mais velhos têm maior probabilidade de resultar de anomalias cromossómicas (por exemplo, o cromossoma Filadélfia) que dificultam o tratamento e pioram o prognóstico **(Weinblatt, 2014)**.
- **Contagem de glóbulos brancos** no momento do diagnóstico inferior a 50 000/µ.L
- **O cancro que se espalha** para o sistema nervoso central (cérebro ou espinal medula) tem piores resultados.
- **Subtipos morfológicos, imunológicos e genéticos**
- **Resposta do doente ao tratamento inicial**

- **Doenças genéticas** como a Síndrome de Down
- **A citogenética**, o estudo de grandes alterações caraterísticas nos cromossomas das células cancerígenas, é um importante indicador de resultados **(Quadro 6) (Moorman et al., 2007)**.
- **Alguns subtipos citogenéticos** têm um pior prognóstico do que outros, por exemplo, t (9; 22), t (4; 11) **(Quadro 7)**.

Tabela (6): Correlação do risco com os resultados das alterações citogenéticas na leucemia linfoblástica aguda

Cytogenetic change	Risk category
Philadelphia chromosome	Poor prognosis
T(4;11)(q21;q23)	Poor prognosis
T(8;14)(q24.1;q32)	Poor prognosis
Complex karyotype (more than four abnormalities)	Poor prognosis
Low hypodiploidy or near triploidy	Poor prognosis
High hyperdiploidy (specifically, trisomy 4, 10, 17)	Good prognosis
del(9p)	Good prognosis

Tabela (7): Correlação do prognóstico com os resultados citogenéticos da medula óssea na leucemia linfoblástica aguda

Cytogenetic findings	Prognosis
Hyperdiploidy > 50 ; t (12;21)	Favorable
Hyperdiploidy 47 -50; Normal(diploidy); del (6q); Rearrangements of 8q24	Intermediate
Hypodiploidy-near haploidy; Near tetraploidy; del (17p); t (9;22); t (11q23)	Unfavorable

1.1.1.3. Tratamento

Quanto mais cedo for detectada a leucemia linfocítica aguda, mais eficaz será o tratamento. O objetivo é induzir uma remissão duradoura, definida como a ausência de células cancerígenas detectáveis no organismo (geralmente menos de 5% de células blásticas na medula óssea). O tratamento da leucemia aguda pode incluir quimioterapia, esteróides, radioterapia, tratamentos combinados intensivos (incluindo transplantes de medula óssea ou de células estaminais) e factores de crescimento **(Messinger et al.,2012).**

11.1.9.1. Quimioterapia

A quimioterapia é o tratamento inicial de eleição. A maioria dos doentes com LLA recebe uma combinação de diferentes tratamentos. Não existem opções cirúrgicas, devido à distribuição das células malignas por todo o corpo **(Daniel e Rodolfo, 2015).** Em geral, a quimioterapia citotóxica para a LLA combina vários fármacos antileucémicos em diversas combinações. Na maioria dos centros, o tratamento da LLA envolve quimioterapia intensiva de curta duração (com altas doses de metotrexato, citarabina, ciclofosfamida, dexametasona ou prednisona, vincristina, L-asparaginase e/ou uma antraciclina) **(Pui et al., 2006).** Segue-se uma terapêutica de intensificação ou consolidação para eliminar a leucemia residual, prevenir ou erradicar a leucemia do SNC e assegurar a continuação da remissão. Em doentes adultos, a utilização de factores de crescimento, como o fator estimulador de colónias de granulócitos, que aceleram a recuperação hematopoiética, melhorou consideravelmente a taxa de sucesso da LLA. A quimioterapia para LLA consiste em três fases: indução da remissão, intensificação e terapia de manutenção **(Tabela 8) (Richard, 2013)**.

Tabela (8): Três fases: indução da remissão, intensificação e terapia de manutenção da quimioterapia da leucemia linfoblástica aguda

Phase	Description	Agents
Remission induction	The aim of remission induction is to rapidly kill most tumor cells and get the patient into remission. This is defined as the presence of less than 5% leukemic blasts in the bone marrow, normal blood cells and absence of tumor cells from blood, and absence of other signs and symptoms of the disease. Central nervous system (CNS) prophylaxis should begin during this phase of treatment and continue during the consolidation/intensification period. The rationale is based on the presence of CNS involvement in 10%-40% of adult patients at diagnosis.	Combination of Prednisolone or dexamethasone, vincristine, asparaginase (better tolerance in pediatric patients), and daunorubicin (used in Adult ALL) is used to induce remission. Central nervous system prophylaxis can achieve via irradiation, cytarabine + methotrexate, or liposomal cytarabine
Consolidation /Intensification	Intensification uses high doses of intravenous multidrug chemotherapy to further reduce tumor burden. Since ALL cells sometimes penetrate the CNS, most protocols include delivery of chemotherapy into the CNS fluid (termed intrathecal chemotherapy). Some centers deliver the drug through Ommaya reservoir (a device surgically placed under the scalp and used to deliver drugs to the CNS fluid and to extract CNS fluid for various tests) Other centers would perform multiple lumbar punctures as needed for testing and treatment delivery.	Typical intensification protocols use vincristine, cyclophosphamide, cytarabine, daunorubicin, etoposide, thioguanine or mercaptopurine given as blocks in different combinations. For CNS protection, intrathecal methotrexate or cytarabine is usually used combined with or without cranio-spinal irradiation.(the use of radiation therapy to the head and spine). Central nervous system relapse is treated with intrathecal administration of hydrocortisone, methotrexate, and cytarabine.
Maintenance therapy	The aim of maintenance therapy is to kill any residual cell that was not killed by remission induction, and intensification regimens. Although such cells are few, they will cause relapse if not eradicated.	For this purpose, daily oral mercaptopurine, once weekly oral methotrexate, once monthly 5-day course of intravenous vincristine and oral corticosteroids are usually used. The length of maintenance therapy is 3 years for boys, 2 years for girls and adults.

11.1.9.2. Radioterapia

A radioterapia (ou radioterapia) é utilizada em zonas ósseas dolorosas, em casos de elevada carga de doença ou como parte dos preparativos para um transplante de medula óssea (irradiação corporal total) **(Lin et al., 2015)**. A radiação sob a forma de radiação de todo o cérebro é também utilizada na profilaxia do sistema nervoso central, para evitar a recorrência da leucemia no cérebro. A radiação na forma de profilaxia do cérebro inteiro costumava ser um método comum no tratamento da LLA infantil **(Emory et al., 2013)**. A maioria dos especialistas em leucemia em adultos abandonou o uso da radioterapia para a profilaxia do SNC, passando a utilizar quimioterapia intratecal **(Pui et al., 2011).**

11.1.9.3. Terapia biológica

Para alguns subtipos de LLA recidivante, o objetivo de atingir alvos biológicos como o proteassoma, em combinação com a quimioterapia, tem dado resultados promissores em ensaios clínicos **(Messinger et al., 2012).** A seleção de alvos biológicos com base nos seus efeitos combinatórios nos linfoblastos leucémicos pode levar a ensaios clínicos para melhorar os efeitos do tratamento da LLA **(Lambrou et al., 2012).**

11.1.9.4. Imunoterapia

O VIH modificado tem sido utilizado para reprogramar o sistema imunitário dos doentes para atacar células malignas que exibem a proteína CD19, com algum sucesso preliminar em tratamentos experimentais **(Alan et al., 2014)**. Farmacogenética da leucemia linfoblástica aguda Um número crescente de estudos farmacogenéticos demonstrou que os polimorfismos e mutações da linha germinal presentes em doentes com LLA podem afetar os níveis de expressão e a funcionalidade dos genes que metabolizam os medicamentos. Estes polimorfismos podem levar a um aumento da probabilidade de leucemia nos seus portadores, podem influenciar a resposta dos blastos leucémicos a agentes de quimioterapia específicos e podem também aumentar a probabilidade de desenvolvimento de doenças malignas secundárias (relacionadas com o tratamento) **(Yang et al., 2009).** Esses genes são os que codificam a tiopurina metiltransferase, a glutationa S-transferase, o citocromo P450 3A4 e a metilenotetrahidrofolato redutase. Além disso, os blastos leucémicos com várias anomalias cromossómicas (como a LLA com hiperdiploidia) e, por conseguinte, cópias adicionais dos genes de tipo selvagem para enzimas metabolizadoras de medicamentos podem diferir das células somáticas no que diz respeito à produção destas enzimas, o que leva a uma resistência alterada aos medicamentos relacionados **(Cheng et al.,2005).**

expressão dos genes FHIT em doenças linfóides agudas

observação de que a fragilidade cromossómica comum, expressa como lacunas ou constrições em bandas citogenéticas específicas sob a condição de stress ligeiro da replicação do ADN, aparentemente coincide com bandas cromossómicas que são frequentemente alteradas no cancro, levou à hipótese de que podem contribuir para o desenvolvimento do cancro (**Annapaola, 2013**).

Os sítios frágeis comuns (CFS) são grandes regiões cromossómicas que constituem pontos quentes para alterações, especialmente nas células cancerosas. As três regiões CFS mais frequentemente expressas (FRA3B, FRA16D e FRA6E) contêm genes que abrangem regiões genómicas extremamente grandes (FHIT, WWOX e PARK2, respetivamente), tendo-se verificado que estes genes funcionam como importantes supressores tumorais. Verificou-se que a perda de expressão de apenas FHIT ou WWOX está associada a um pior resultado clínico global

(Ge e David, 2014). FRA3B em 3p14.2 destaca-se como o sítio frágil mais ativo no genoma humano, seguido de 16q23 (FRA16D), 6q26 (FRA6E), 7q31.2 (FRA7G) e Xp22.3 (FRAXB). Um estudo recente sugere que o FRAXB e quatro outros sítios frágeis (FRA3B, FRA7G, FRA7H, FRA16D), bem como vários genes associados, são instáveis em algumas células cancerígenas **(Ke Ma et al., 2012)**. Em 1996, o gene da tríade frágil de histidina (FHIT) foi isolado da região que engloba o locus FRA3B **(Ohta et al., 1996)**. As regiões dentro do grande locus genómico FHIT são eliminadas numa grande fração de tumores **(Sigurdur et al., 2015).**

O gene FHIT está posicionado em um dos CFSs mais ativos, FRA3B, e é um dos genes mais frequentemente alterados na pré-neoplasia e. As alterações neste locus incluem deleções, translocações e metilação do promotor, resultando frequentemente na perda ou redução da expressão da proteína FHIT **(Jenna et al., 2014)**.

A ausência de um alelo FHIT pode ocorrer em tecidos normais e levar a áreas de metáfase com expressão reduzida de FHIT. A perda do segundo alelo de FHIT pode levar à perda completa da expressão de FHIT, que é observada em muitas lesões displásicas **(Huebner et al., 2001).** As deleções homozigóticas que conduzem à perda total de exões específicos de FHIT e, por conseguinte, à perda total da proteína FHIT, foram demonstradas em cancros primários como os carcinomas do esófago, do estômago e do pulmão. Enquanto o locus FRA3B é altamente vulnerável a danos no ADN devido ao stress de replicação, a proteína FHIT, paradoxalmente, é um supressor de tumores e um cuidador do genoma que modula a estabilidade do genoma, o stress oxidativo e o nível de danos no ADN que se acumulam a partir de lesões pré-cancerosas **(Catherine et al., 2014).**

O gene supressor de tumor WWOX, na região FRA16D, o segundo sítio frágil comum mais ativo no genoma humano **(Ke Ma et al., 2012).** O envolvimento do WWOX no cancro foi revisto recentemente **(Morgan e Kay , 2015)**. A WWOX é uma proteína de 46 KDa que contém dois domínios WW N-terminais e um domínio central de desidrogenase/reductase de cadeia curta (SDR) **(Fei et al., 2014)**. Um estudo publicado anteriormente sugeriu que a WWOX funciona predominantemente através do seu primeiro domínio WW, que se liga aos motivos PY ricos em prolina-tirosina (PPxY, em que P é prolina, Y é uma tirosina e x é qualquer aminoácido) de um parceiro. Também se demonstrou que a WWOX regula uma série de processos celulares, incluindo o crescimento, a diferenciação e a apoptose celulares, através da interação com várias proteínas, incluindo p73, Ap2α e γ **(Fei et al., 2014),** ErbB4 **(Brett et al., 2013)**.

11.2. Gene da tríade frágil da histidina (FHIT)

11.2.1. Descrição

O gene FHIT estende-se por mais de 1,6 Mb de ADN genómico e é composto por 10 exões **(Figura 13).** Este gene, membro da família dos genes da tríade histidina, codifica uma diadenosina 5', 5'''-P1, P3-trifosfato hidrolase envolvida no metabolismo das purinas. O gene FHIT, localizado no cromossoma 3p14.2, é um gene supressor de tumores que se encontra suprimido ou inactivado em múltiplos cancros humanos **(David et al., 2014).**

Acredita-se que o FHIT seja um gene supressor de tumor, mas sua função fisiológica ainda é desconhecida **(Jenna et al., 2014)**. A deleção de ambos os alelos é o evento mais frequente, resultando na perda da função do gene **(Rabeah et al., 2013)**.

A introdução de sequências FHIT em linhas celulares tumorais suprimiu a sua capacidade de formar tumores em ratinhos nus **(Siprashvili et al., 1997).** As deleções homozigóticas do gene

FHIT e a transcrição ausente ou alterada do FHIT são comuns em cancros epiteliais como o do pulmão **(Sung-Suk et al.,2014)**, da mama **(Sigurdur et al.,2015)**, da cabeça e do pescoço **(Raju et al.,2014)**, esófago **(Chava et al.,2012)**, gástrico **(Bria et al.,2014)**, pancreático **(Alvin et al.,2013)**, renal **(Rashmi et al.,2012)**, próstata **(Xueying et al.,2011)**, cervical **(Du et al.,2014)** e cancros hepáticos **(Jiayun et al.,2013)**.

As evidências sugerem que a deleção dos exões do FHIT é um alvo dos carcinogéneos do tabaco e do amianto, o que o coloca entre os possíveis eventos de várias etapas da fisiopatologia do cancro do pulmão **(Sung-Suk et al., 2014)**. As anomalias do cromossoma 3 ocorrem numa série de cancros hematológicos, incluindo leucemias **(Roopali et al., 2014)**.

Foram registadas na LMC translocações envolvendo 3p14 e perda de heterozigotia em 3p **(Tanaka et al., 1992).** Foram registados transcritos aberrantes de FHIT, para além do transcrito de tipo selvagem, e uma perda total pouco frequente da expressão do ARN de FHIT em leucemias agudas e crónicas. Verificou-se que a expressão da proteína Fhit se perde frequentemente na leucemia linfocítica aguda e sugere-se que esteja implicada na sua fisiopatologia **(Chen et al., 2013)**.

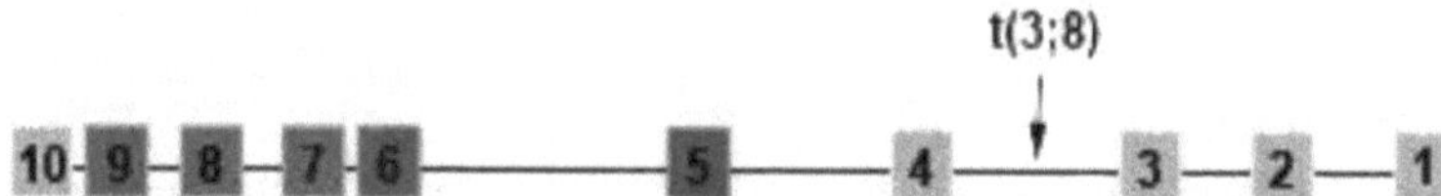

Figura (13): estrutura do gene FHIT (revisto por David et al.**, 2014)).**

11.2.2. Localização citogenética do gene FHIT

O gene FHIT está localizado no braço curto (p) do cromossoma 3, na posição 14.2. Mais precisamente, o gene FHIT está localizado do par de bases 59.749.309 ao par de bases 61.251.458 no cromossoma 3 **(Figura 14) (Zimonjic et al.,1997)**.

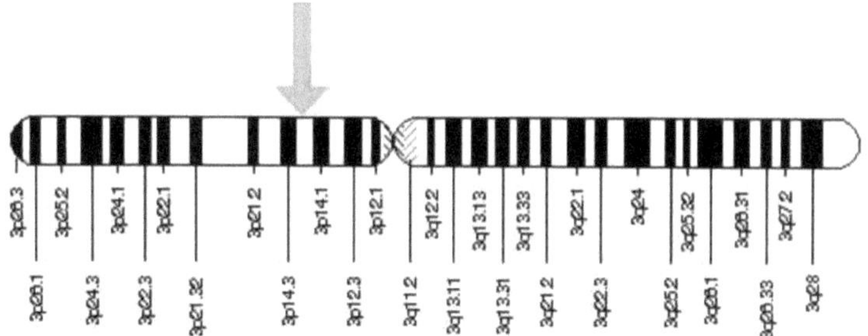

Figura (14): Localização citogenética do gene FHIT (revisto por Zimonjic et al.**, 1997)).**

11.2.3. Transcrição

O gene FHIT codifica um mRNA de 1,1 kb que é expresso em níveis baixos na maioria dos tipos de tecido **(Sigurdur et al., 2015).** O FHIT engloba o sítio frágil comum FRA3B, onde os danos induzidos por carcinogéneos podem levar a deleções, translocações e subsequentes transcrições aberrantes. Foram encontradas transcrições aberrantes deste gene em cerca de metade de todos os carcinomas esofágicos, carcinomas do estômago e outros carcinomas **(Figura 15) (Ke Ma et al., 2012).**

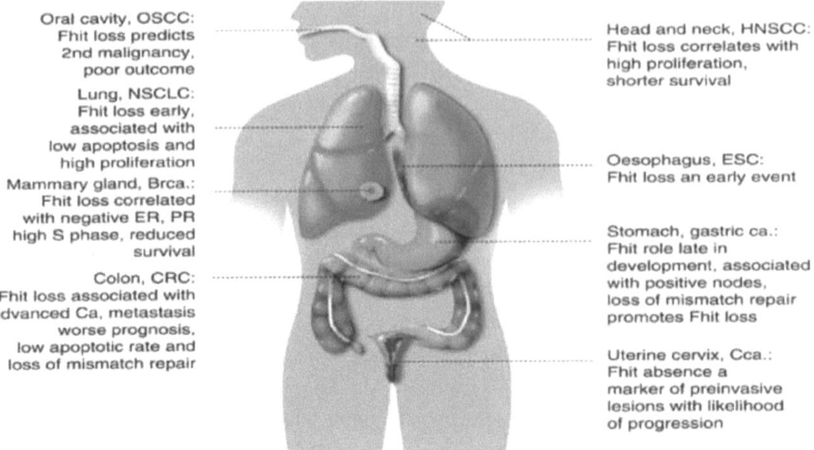

Figura (15): Tecidos humanos com genes FHIT especialmente vulneráveis (revisto por (Ke Ma et al.**, 2012)).**

II.2.4. Homologia

A Fhit é semelhante a uma enzima de levedura, a diadenosina tetrafosfato (Ap4A) hidrolase e é um membro da grande família de proteínas HIT caracterizada pelo motivo da tríade de histidina, HxHxHxx (em que x é um resíduo hidrofóbico) **(Kay et al., 2011).**

II.2.5. Pseudogene

Um pseudo gene, com sequências quase idênticas ao 5^X UTR do FHIT, está localizado no cromossoma 1 **(Teresa e Kay, 2007)**.

11.2.6. Proteína FHIT

11.2.6.1. Descrição

O FHIT codifica uma proteína de 147 aminoácidos (16,8 kDa) que pode ser fosforilada na tirosina 114 por proteínas da família Src **(Figura 16) (Anjilna, 2010).**

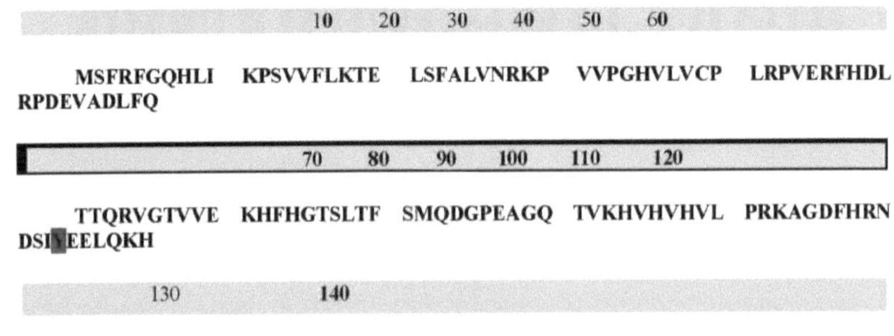

Figura (16): Sequência da proteína do gene FHIT (revisto por Anjilna, 2010)).

11.2.6.2. Expressão

O Fhit é expresso em níveis baixos a moderados na maioria dos tipos de tecidos, com os rins e o fígado a expressarem os níveis mais elevados em estado estacionário **(Figura 17) (Satoshi et al., 2013).**

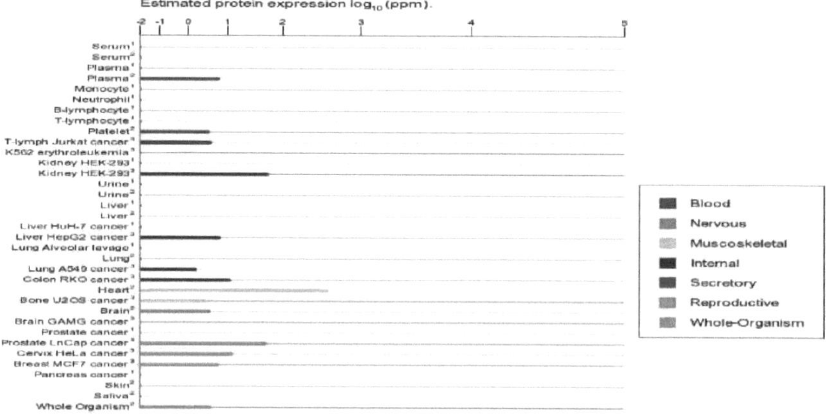

Figura (17): Expressão da proteína FHIT (revisto por Satoshi et al., **2013)).**

11.2.6.3. Localização da proteína FHIT

A Fhit está localizada principalmente no citosol, mas também se encontra na mitocôndria **(Sultana et al., 2010).**

11.2.6.4. Função

A proteína Fhit é um supressor tumoral com expressão reduzida ou inexistente em muitos tipos de cancro **(Jenna et al., 2014).** A expressão de Fhit é mais frequentemente perdida em cancros de indivíduos com mutações familiares que causam deficiência em genes de reparação do ADN, tais como BRCA1 e BRCA2 e MSH2 **(Sigurdur et al.,2015)**.In vitro, Fhit actua como uma hidrolase que cliva o trifosfato de diadenosina (Ap3A) em ADP e AMP **(Jenna et al.,2014).** O complexo enzima-substrato Fhit-Ap3A parece ser o sinal supressor de tumor **(Sunghoon, 2014).**A restauração da expressão de Fhit em células cancerígenas deficientes em Fhit causa morte por apoptose, envolvendo a via intrínseca da caspase, em células derivadas de cancro e em xenoenxertos tumorais **(Eugenio et al, 2013).**Modula a ativação transcricional por CTNNB1 e, assim, contribui para regular a expressão de genes essenciais para a proliferação e sobrevivência celular, como CCND1 e BIRC5 Desempenha um papel na indução de apoptose através das vias de sinalização SRC e AKT1 **(Hao et al., 2013).** Inibe a degradação proteasómica de p53/TP53 mediada por MDM2, desempenhando assim um papel na apoptose mediada por p53/TP53 **(Lin et al., 2013).** A indução da apoptose depende da capacidade do FHIT de se ligar ao trifosfato de P (1)-P (3)-bis (5'-adenosil) ou a compostos relacionados, mas não requer a sua atividade catalítica **(Qiang et al., 2014)**.

11.2.6.4.1. Complexo FHIT-Substrato

A FHIT é um membro da super família de enzimas da tríade de histidina (HIT) responsável pela hidrólise de moléculas de polifosfato de diadenosina, embora não se conheça uma função biológica para esta atividade hidrolítica **(Kimberly et al., 2013).** O substrato preferido de FHIT é Ap3A, mas FHIT também pode hidrolisar Ap4A, **(Huang et al., 1998) (Figura18).** Fhit é um dimmer, que contém dois sítios de ligação de ApppA por dimmer **(Jennifer e Charles, 2014)**.

As moléculas de ApppA são subprodutos de reacções catalisadas por tRNA sintetases e propõe-se que tenham várias funções intracelulares, incluindo a sinalização de respostas ao stress **(Campiglio et al. 2006)**. Curiosamente, a concentração intracelular de ApppA aumenta em células de mamíferos expostas ao metal carcinogénico cádmio e ao veneno da topoisomerase indutor de apoptose, o etoposido **(Fisher e McLennan, 2008)**. As experiências foram concebidas para determinar se a função supressora de tumores da Fhit depende da ligação à ApppA, da hidrólise ou de ambas. A reexpressão de Fhit em células cancerosas Fhit-null suprime a tumorigenicidade de uma forma que é largamente insensível à mutação do His do sítio ativo (His96) para Asn **(Siprashvili et al., 1997)**.

Este resultado sugeriu que a função supressora de tumor de Fhit pode ser independente do substrato ApppA. No entanto, foi criada uma série de alelos de Fhit para testar a hipótese de que a ligação ao substrato, mas não a hidrólise, é limitante para a atividade pró-apoptótica da reexpressão de Fhit. De facto, quando foram criadas mutações para reduzir a ligação ao substrato, a atividade pró-apoptótica da re-expressão de Fhit foi reduzida. Em contrapartida, nas mutações dirigidas ao sítio ativo His, que reduziram a atividade catalítica até 100.000 vezes e reduziram a ligação ao substrato em duas vezes, foram observadas apenas reduções modestas nas actividades apoptóticas **(Trapasso et al., 2003),** Cada aminoácido His da tríade histidina do gene FHIT foi objeto de mutação e foi avaliada a capacidade dos mutantes para clivar o substrato Ap3A in vitro, bem como mutações noutros aminoácidos significativos, identificados através da análise da estrutura cristalina da proteína **(Barnes et al.,1996).**

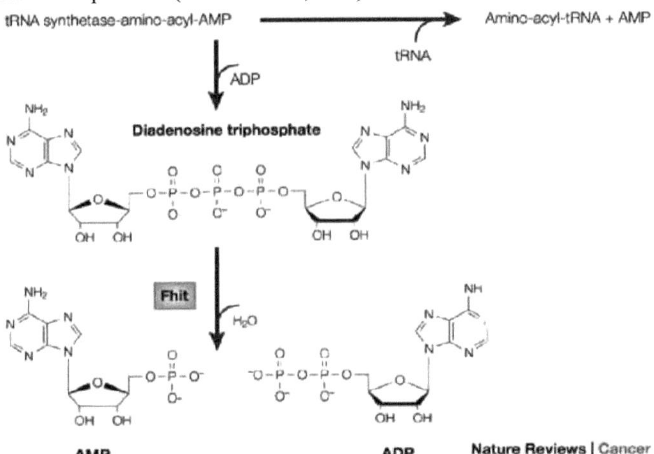

Figura (18): Os substratos de FHIT e a reação de hidrólise. A diadenosina trifosfato é hidrolisada em AMP + ADP, por FHIT de tipo selvagem **(revisto por Qiang et al., 2014)).**

Estes mutantes, H96N, bem como os mutantes que não retêm a atividade de ligação ao substrato, foram utilizados em experiências mais recentes para avaliar o nível da sua ligação à Hsp60/Hsp10 e para mostrar que o mutante H96N, mas não os mutantes que não ligam ao substrato, foi capaz de ligar o complexo de chaperona Hasp, entrar na mitocôndria, ligar a proteína FDXR e, assim, participar no aumento da produção de ROS **(Pichiorri et al., 2009).** Assim, o mutante cataliticamente morto que se liga bem ao substrato, FHIT H96N, apresenta danos oxidativos mais extensos, ativação da apoptose e supressão de tumores, confirmando que a atividade enzimática não é necessária para a sua função supressora de tumores. A FHIT é também alvo de fosforilação da tirosina, especificamente do resíduo 114, por proteínas quinases da família Src, tanto in vitro como in vivo **(Qiang et al., 2014)**. No entanto, a fosfoFhit não é detectada nas mitocôndrias, muito provavelmente devido à rápida degradação e à falta de interação com a Hsp60, e aparentemente não participa em funções supressoras de tumores. Foi referido que a fosforilação de FHIT é um sinal para a regulação negativa da expressão de FHIT através da degradação, enviada pela ativação da via de sinalização EGFR-Src **(Bianchi et al., 2006)**. A mutagénese dirigida a sítios da tirosina 114 forneceu provas da importância deste resíduo na ligação ao substrato e demonstrou que afecta diretamente a estabilidade da FDXR quando esta interação ocorre. Curiosamente, as mutações nesta posição produzem o efeito mais dramático na função estrutural da região do loop, talvez pela anulação parcial ou completa do local de ligação, impedindo a ligação do substrato e a subsequente sinalização do supressor **(Figura 19).** Eles concluem que a tirosina 114 é crítica para a formação do complexo FHIT-substrato e subsequente sinalização do supressor de tumor via indução de ROS e ativação da apoptose dependente de Caspased **(Jenna et al., 2014)**.

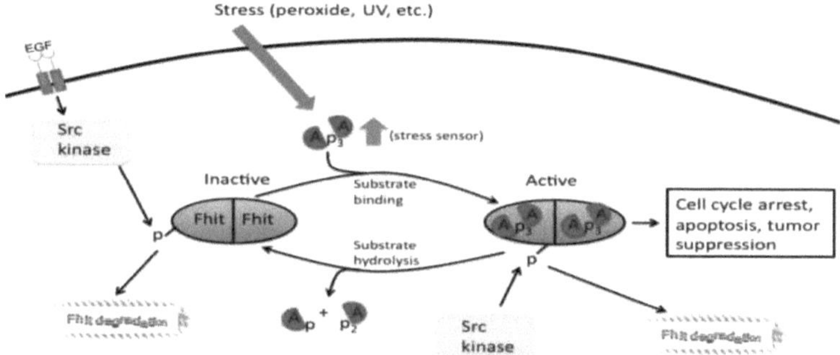

Figura (19): Complexo FHIT-substrato como molécula de sinalização

Os substratos Ap3A intracelulares podem aumentar na sequência de estímulos externos, como o peróxido e a luz UV. A via de sinalização FHIT é activada quando o FHIT se liga ao substrato Ap3A. A hidrólise do substrato Ap3A em AMP e ADP, ou a fosforilação da tirosina 114 por Src e a subsequente degradação podem inativar a via de sinalização **(revisto por Jenna et al., 2014))**.

11.2.6.4.2. O FHIT é um gene supressor de tumores

Numerosas linhas celulares de cancro e tumores primários apresentam deleções homo e hemizigóticas no gene FHIT. Estas deleções são concomitantes com a perda de expressão do ARNm nas células cancerosas do esófago, estômago, cólon, rim, mama e pulmão. A imunohistoquímica de vários tipos de tumores primários, incluindo cancros do esófago, lesões do cólon e cancros do colo do útero e do pulmão, mostra uma perda frequente ou ausência de expressão da proteína Fhit **(Saldivar et al., 2013)**. Apesar destas provas, a aceitação do FHIT como gene supressor de tumores encontrou inicialmente resistência, uma vez que a perda de material genético num local frágil poderia ser atribuída como uma consequência da instabilidade genómica e não como uma causa de cancro. No entanto, a evidência acumulada indica que a perda de Fhit é selecionada na carcinogénese. A modelação de ratinhos e a análise funcional têm sido utilizadas para mostrar que as mutações FHIT são factores de malignidade. O locus Fhit murino partilha semelhanças fundamentais com o FHIT humano: Fhit engloba um local frágil, Fra14A2, e a expressão de Fhit está alterada em várias linhas celulares de cancro murino, sugerindo que um modelo de inativação de Fhit no ratinho seria relevante para a doença humana **(Glover et al., 1998)**. Estudos de terapia genética estabeleceram que a expressão de Fhit não só previne o desenvolvimento do cancro, como também contribui para a regressão do tumor através da apoptose.

11.2.6.4.3. Interactoma da proteína Fhit

Estudos de associação de proteínas tentaram colocar a Fhit em vias celulares específicas que podem depender de polifosfatos de diadenosina para sinalização. Foi demonstrado que tanto o Fhit de tipo selvagem como o mutante H96N cataliticamente inativo interagem com a tubulina in vitro e promovem a montagem dos microtúbulos na presença das proteínas de ligação aos microtúbulos MAP2 e Tau **(Chaudhuri et al., 1999)**. Além disso, dados de dois híbridos de levedura sugerem que Fhit interage com a enzima conjugadora SUMO, Ubc9 **(Shi et al., 2000)**. Os ensaios bioquímicos confirmaram uma interação in vitro com um relatório, mas não com outro, indicando uma ligação proteica dependente de ApppA. Outro modelo apelativo é o facto de Fhit poder ligar-se e destabilizar Mdm2, uma ubiquitina ligase E3 que marca p53 para degradação **(Nishizaki et al., 2004)**.

O Fhit e um membro da superfamília Nitrilase são codificados como proteínas de fusão em vermes e moscas **(Pekarsky et al., 1998)**, sugerindo que o Fhit e o Nit1, o ortólogo do domínio relacionado com a Nitrilase, podem participar na mesma via e associar-se como se vê na estrutura cristalina da proteína NitFhit do verme **(Pace et al., 2000)**. Os dados sugerem que, tal como a Fhit, a Nit1 funciona como um supressor de tumores. O rato Nit1 knockout apresenta uma maior suscetibilidade à carcinogénese induzida por NMBA e um maior crescimento celular em cultura **(Semba et al., 2006)**.

Além disso, a perda de Fhit e a perda de Nit1 são aparentemente aditivas para a supressão de tumores **(Sun et al., 2009)**. O Santo Graal na oncologia molecular de Fhit seria um conjunto de interações proteicas que proporcionasse um mecanismo através do qual as células epiteliais que adquirissem mutações inactivadoras em FHIT obtivessem uma vantagem de sobrevivência. O mecanismo teria também de explicar como a re-expressão de Fhit induz a apoptose de uma forma que depende da ligação da diadenosina polifosfato. De acordo com este mecanismo, o Fhit transita para a mitocôndria através da interação com a Hsp60, onde interage e estabiliza a Ferredoxina redutase (Fdxr) **(Trapasso et al., 2008)**. A Fdxr transfere electrões do NADPH para o citocromo P450 através da Ferredoxina. Sob stress, os níveis de Fdxr aumentam, levando à depleção de NADPH, que é necessário para desintoxicar as espécies reactivas de oxigénio (ROS), induzindo assim a apoptose mediada por ROS.

11.2.6.4.4. FHIT e estabilidade do genoma

Na continuação dos estudos sobre o papel da FHIT nos danos no ADN e nas vias de resposta, Saldivar et al. revelaram a função de cuidador do genoma da FHIT **(Saldivar et al., 2012)**. Para definir o papel da FHIT na proteção da integridade do genoma, Saldivar et al. examinaram os níveis de danos espontâneos no ADN após a perda da proteína FHIT **(Saldivar et al., 2013)**. Em tipos de células normais, transformadas e cancerosas, a diminuição da expressão de FHIT resultou num aumento dos níveis de quebras espontâneas da cadeia dupla de ADN (DSBs) e na paragem da forquilha de replicação. A análise dos pools de nucleótidos revelou que os níveis de dTTP foram significativamente reduzidos após a perda de expressão da proteína FHIT e, por conseguinte, incapazes de suportar uma replicação eficiente do ADN.

É importante notar que os danos no ADN gerados pelos defeitos de replicação em células deficientes em FHIT não causaram a ativação de Chk1 e a resposta do ponto de verificação do ciclo celular na fase S. Por conseguinte, os danos espontâneos no ADN induzidos pela perda de FHIT são transmitidos às células filhas, conduzindo à instabilidade do genoma. O stress de replicação induzido pela perda de FHIT acaba por conduzir à instabilidade cromossómica, como foi observado pela formação de micronúcleos e aneuploidia. Assim, o FHIT, cuja expressão é reduzida na maioria dos cancros humanos, é um "cuidador" do genoma cuja perda inicia a instabilidade do genoma em lesões pré-neoplásicas **(Jenna et al., 2014).** Níveis equilibrados de trifosfato de desoxirribonucleótido (dNTP) são essenciais para a síntese eficiente de ADN e para a manutenção da estabilidade do genoma. A depleção dos pools de dNTP pode afetar a replicação do ADN e a estabilidade do genoma **(Saldivar et al.,2012)**. A timidina quinase 1 (TK1), uma cnzima que catalisa a fosforilação dependente de ATP da timidina em monofosfato de timidina, está envolvida na síntese de dTTP através da via do scavenger **(Nisman et al.,2013)**. A expressão de TK1 é alta durante as fases S e G2 para garantir a produção suficiente de dTTP para uma síntese eficiente de DNA **(Saldivar et al., 2013)**. Foi previamente demonstrado que a perda de FHIT resulta numa diminuição da expressão de TK1, resultando numa redução de dTTP **(Saldivar et al., 2013)**. Embora esta redução resulte num nível de dTTP que afecta a síntese de ADN, o efeito não é suficientemente grave para ativar Chk1 e bloquear a progressão do ciclo celular **(Figura 20) (Saldivar et al.,2012)** .

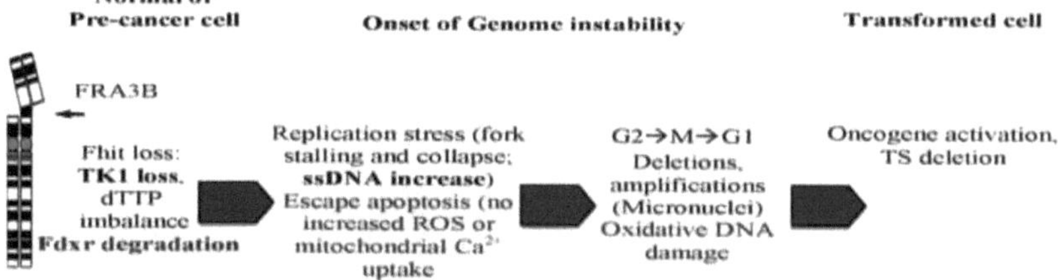

Figura (20): Modelo para a instabilidade do genoma induzida pela perda de FHIT e formação de neoplasias.

As deleções nos alelos FHIT ocorrem devido à fragilidade do FRA3B. A perda de FHIT provoca a perda de TK1 e a insuficiência do pool de dTTP, desencadeando aumentos do ssDNA induzidos pelo stress. A FDXR deixa de estar protegida da degradação proteasómica na ausência de FHIT, o que permite escapar à apoptose, uma vez que as células são menos sensíveis ao stress oxidativo. Em conjunto, o stress de replicação e a fuga à apoptose conduzem à acumulação de alterações genómicas. A instabilidade do genoma induzida pela perda de FHIT aumenta, assim, a probabilidade de ativação de mutações em oncogenes e de inativação de genes supressores de tumores (TS); as pressões selectivas permitem a expansão clonal **(revisto por Saldivar et al., 2012)**).

11.2.6.4.5. Stress oxidativo, ROS e FHIT

Investigações anteriores demonstraram uma relação entre o stress oxidativo, as ROS e o FHIT que, em última análise, resulta na perturbação de vários processos celulares **(Pichiorri et al., 2008)**. Estudos anteriores demonstraram que a FHIT: (1) pode aumentar a produção de ROS devido ao stress oxidativo através da sua interação com a FDXR na mitocôndria **(Figura 21)** e (2) em níveis normais nas células normais pode ajudar a proteger o ADN dos danos causados pelas ROS endógenas **(Saldivar et al.,2013)**. É possível que a instabilidade gerada pela perda de

FHIT, em combinação com o aumento da produção de ROS devido a exposições endógenas ou exógenas, leve a perturbações nas funções celulares normais que, em última análise, geram mutações pontuais no ADN. Além disso, o FHIT pode atuar como um modulador da resposta ao stress e pode afetar a estabilidade de proteínas envolvidas no bloqueio do ciclo celular, na apoptose ou na ativação do ponto de verificação **(Pichiorri et al., 2008).**

Em condições de stress, as células podem acumular danos tão graves no ADN que a apoptose é necessária para evitar a passagem para as gerações futuras das mutações do ADN que se podem acumular nas células danificadas.

Estudos anteriores sobre o papel do FHIT na produção de ROS utilizaram células com sobre-expressão ou ausência de FHIT; assim, a compreensão do papel fisiológico dos níveis normais do complexo FHIT-FDXR e do seu papel na afinação da resposta ao stress oxidativo exigirá mais investigação **(Jenna et al., 2014)**.

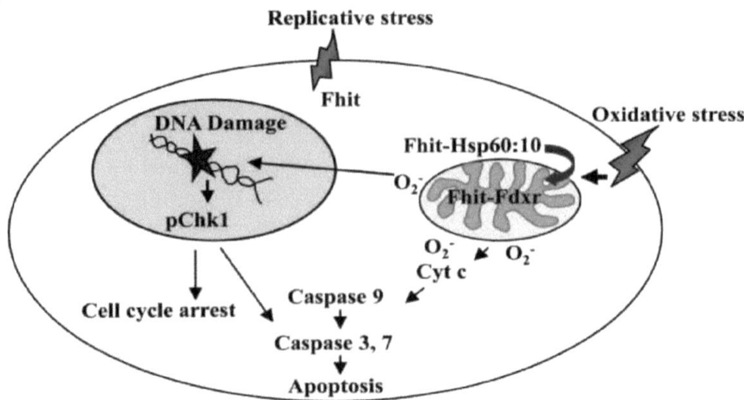

Figura (21): FHIT: supressor e cuidador.

Em resposta ao stress oxidativo, a proteína FHIT localiza-se na mitocôndria através do complexo Hsp, onde interage com a Ferredoxina redutase e a estabiliza, levando a um aumento da produção de espécies reactivas de oxigénio, à estimulação da libertação de citocromo c e à subsequente ativação da cascata Caspase em condições de stress oxidativo grave. Em resposta ao stress genotóxico, o FHIT participa na resposta do ponto de controlo aos danos no ADN, através da Chk1, para levar as células à paragem do ciclo celular e, se os danos no ADN forem extensos, à apoptose. É importante notar que as células deficientes em FHIT são resistentes a agentes oxidantes e genotóxicos e desenvolvem alterações pré-neoplásicas **(revisto por (Pichiorri et al., 2008)).**

11.2.6.4.6. ROS, mutações e FHIT

As ROS podem gerar várias classes diferentes de mutações. As mutações caraterísticas geradas pelos ERO são as substituições CC>TT que ocorrem nos tumores na ausência de exposição aos raios ultravioleta (UV), mas a mutação mais comum que resulta dos danos oxidativos é a oxidação da guanina para formar 8-oxo-2' desoxiguanosina (8-oxoG) **(Cooke et al.,2003)**.

A cópia de 8-oxoG durante a reparação ou replicação resulta em mutações C>A (G>T), enquanto as mutações C>T (G>A) e C>G (G>C) podem ser geradas como resultado da formação de aductos 8-oxoG **(Kennedy et al., 2013)**. Foi demonstrado que as mutações T>C em carcinomas hepatocelulares resultam da adição de aductos de ADN volumosos à adenina **(Bacolla et al., 2014)**. A citosina glicol e a timina glicol podem ser geradas como resultado de mutagénese induzida por ROS; a timina glicol e a desaminação da adenosina ou da citidina podem induzir mutações A>G, G>A, C>T e T>C **(Kennedy et al., 2013)**.

As substituições somáticas de uma única base, que são dependentes do contexto da sequência, podem ser geradas pela oxidação do ADN resultante da transferência de electrões; mais especificamente, a guanina e o 8-oxoG podem sofrer reacções de oxidação dependentes de ROS e dependentes do contexto da sequência **(Bacolla et al.,2014)**. Assim, é possível que as mutações observadas nos ADNs de células e tecidos deficientes em FHIT sejam geradas devido a danos oxidativos gerados por ROS.

Para além de uma série de mutações específicas que são o resultado direto da mutagénese induzida por ROS, a perda de expressão de FHIT pode promover a expansão de células deficientes em FHIT, em condições selectivas, e as mutações que as acompanham **(Miuma et al., 2013)**. As células deficientes em FHIT, sendo genomicamente instáveis, são mais susceptíveis de adquirir as mutações necessárias para o desenvolvimento do cancro **(Hanahan et al., 2011)**.

As alterações nas células deficientes em FHIT incluem alterações na proliferação, bem como alterações na apoptose e na sobrevivência **(Miuma et al., 2013)**. Através de estudos in vitro de fibroblastos de embriões de ratinho (MEFs) e linhas celulares renais de ratinhos knockout para FHIT, foi demonstrado que ocorrem mutações que proporcionam sobrevivência selectiva e benefícios proliferativos para as células deficientes em FHIT **(Jenna et al., 2014)**. Foram registados níveis mais elevados de variações do número de cópias cromossómicas (CNV) e mutações pontuais em tecidos e células derivadas de camundongos knockout para FHIT através da análise de CNV e da sequência do exoma **(Miuma et al., 2013)**.

É possível que o stress oxidativo, em combinação com a perda de FHIT, crie um ambiente em que há uma seleção de células que são capazes de sobreviver nestas condições. Além disso, as células deficientes em FHIT, na presença de stress oxidativo, podem acumular mutações na p53, o que resulta na sua perda ou na sobre-expressão da proteína mutante e na diminuição da expressão das vias de resposta à apoptose e aos danos no ADN a jusante.

Mecanismos defeituosos de reparação do ADN, como a reparação por excisão de bases (BER) ou a reparação de incompatibilidades (MMR), também podem ter um papel na geração de mutações em consequência de danos oxidativos no ADN e/ou stress oxidativo. A BER envolve a remoção de uma única lesão por uma DNA glicosilase, seguida da geração de um sítio apurínico ou apirimidínico (um sítio básico ou AP) **(Li et al., 2013)**. Foi demonstrado anteriormente que a iniciação da BER ocorre após a geração de mutações de bases de ADN oxidadas (**Cooke et al., 2003**).

A MMR funciona para reparar as incompatibilidades de nucleótidos através da deteção e remoção da base incompatível, seguida da síntese pela DNA polimerase para corrigir o erro **(Jascur et al., 2006)**. A reparação de tais lesões pode resultar na geração de mutações C>T **(Weill e Reynaud, 2008)**. Tanto a BER como a MMR podem ser activadas pela presença de uracilo(s) que pode(m) ser gerado(s) pela desaminação da citosina e investigações anteriores demonstraram que os danos oxidativos podem resultar na desaminação da citosina e gerar mutações C>T **(Couronne et al.,2013)**.

11.2.7. Doença

O FHIT (fragile histidine triad) é um gene codificador de proteínas. As doenças associadas ao FHIT incluem a deleção do cromossoma 3p e o megaesófago, e entre as suas supervias relacionadas estão o Glioma e o metabolismo da pirimidina **(Sigurdur et al., 2015).**

A perda de expressão ocorre em mais de 60% dos cancros humanos; a perda é muito precoce em alguns cancros, como o cancro do pulmão. Numa grande família de 4 gerações, uma translocação equilibrada entre o FHIT (no intrão 3) em 3p14.2 e o TRC8, um gene relacionado com o patched, no cromossoma 8q24, está associada a um carcinoma renal de células claras bilateral e multifocal. Além disso, foi demonstrado que os loci de microssatélites no gene FHIT estão intimamente ligados a um gene que contribui para a suscetibilidade ao cancro.

Foi detectada uma aberração cromossómica envolvendo a FHIT numa linha celular linfoblástica estabelecida a partir de uma família com carcinoma de células renais e carcinoma da tiroide. Numerosos tipos de tumores apresentam formas aberrantes da proteína FHIT devido a deleções numa região codificadora do cromossoma 3p14.2, incluindo o locus do sítio frágil FRA3B. A sobreexpressão da proteína Fhit pode resultar na apoptose de vários tipos de células derivadas do cancro **(Ishii et al., 2003).**

11.2.8. Prognóstico

Existem numerosos relatos de associação da perda de Fhit com prognósticos específicos ou outras caraterísticas clínicas de tipos específicos de cancro **(£aglar et al., 2013).**

11.2.9. Citogenética

O locus FHIT está envolvido em translocações e deleções em alguma fração de muitos tipos de cancro, provavelmente devido à recombinogenicidade da região frágil dentro do FHIT e subsequente crescimento seletivo ou vantagem de sobrevivência das células com expressão reduzida da proteína Fhit **(Sigurdur et al., 2015).**

CAPÍTULO 3

III. Sujeitos e métodos

111.1. Temas

Este estudo incluiu 100 indivíduos, 50 dos quais foram classificados como casos saudáveis e 50 como casos de leucemia linfoide aguda. O objetivo e a natureza do estudo foram explicados a todos os sujeitos e foram obtidos consentimentos voluntários por escrito antes da sua participação.

Foi obtido sangue periférico heparinizado ou medula óssea (cerca de 8 ml) de 50 doentes com leucemia linfoide aguda em acompanhamento regular no centro de oncologia de Mansoura. Todos os doentes foram classificados de acordo com os critérios franco-americanos-britânicos (FAB) e análises imunofenotípicas. A idade média dos doentes com LLA era de 38,40±13,449 anos, sendo 33 do sexo masculino e 17 do sexo feminino. Além disso, foram utilizados como grupo de controlo 50 indivíduos saudáveis com idade e sexo equivalentes. A idade média do grupo de controlo foi de 40,35±11,677 anos, sendo constituído por 30 homens e 20 mulheres.

Critérios de exclusão

- Doentes com antecedentes de exposição a radiações e doentes com leucemia aguda secundária.
- Insuficiência hepática ou renal muito acentuada.
- Condições médicas não controladas, por exemplo (diabetes não controlada, infeção, hipertensão).

II.2 Métodos

Todos os doentes e controlos foram submetidos a um exame clínico completo, investigação laboratorial e investigação molecular, incluindo:

111.2.1. Exame físico e anamnese : Exame do corpo para verificar os sinais gerais de saúde, incluindo a deteção de sinais de doença, como caroços ou qualquer outra coisa que pareça invulgar. Também é feito um historial dos hábitos de saúde do paciente e de doenças e tratamentos anteriores.

111.2.2. Hemograma completo (CBC): Um procedimento no qual uma amostra de sangue é colhida e verificada quanto aos seguintes aspectos:

- O número de glóbulos vermelhos, glóbulos brancos e plaquetas.
- A quantidade de hemoglobina (a proteína que transporta o oxigénio) no glóbulos vermelhos.

111.2.3. Esfregaço de sangue periférico: Procedimento em que uma amostra de sangue é analisada para detetar a presença de células blásticas, o número e os tipos de glóbulos brancos, o número de plaquetas e alterações na forma das células sanguíneas.

111.2.4. Aspiração e biópsia da medula óssea: Remoção da medula óssea, do sangue e de um pequeno pedaço de osso através da introdução de uma agulha oca no osso da anca ou no osso do peito. São retiradas amostras de sangue, de osso e de medula óssea para serem examinadas ao microscópio.

111.2.5. Testes de função hepática

111.2.6. Testes de função renal

111.2.7. Determinação da velocidade de sedimentação eritrocitária (VSG)

111.2.8. Determinação da glucose sérica

111.2.9. Determinação da desidrogenase láctica (LDH)

111.2.10. Imunofenotipagem: Processo utilizado para identificar células, com base nos tipos de antigénios ou marcadores existentes na superfície da célula. Este processo foi utilizado para diagnosticar o subtipo de LMA e LLA.

111.2.11. Deteção da expressão do gene FHIT através de RT-PCR

III.3. Amostras

(A) Amostras de sangue

Foram colhidos 8 ml de sangue total a partir de uma punção venosa de cada indivíduo (doente e controlo) e, em seguida, divididos em 4 partes:

(I) Foi colhido 1mL de sangue em EDTA para o hemograma e para a preparação de esfregaços de PB corados com Leishman.

(II) Deixou-se coagular 2mL de sangue à temperatura ambiente e separou-se o soro por centrifugação a 3000 r.p.m durante 10 min, depois o soro foi dividido em 4 tubos, um deles para a deteção da função hepática, um para a deteção da função renal, um para a deteção da LDH e o último para a deteção da glucose no sangue.

(III) 4mL em citrato de sódio 32g/L (3,2% p/v) para a taxa de sedimentação eritrocitária (ESR) e o rácio normalizado internacional (INR).

(IV) 1mL em EDTA para a determinação da quantificação do gene FHIT por PCR em tempo real (QRT-PCR).

(B) Amostra de medula óssea

A aspiração da medula óssea foi efectuada em condições asépticas completas no momento do diagnóstico:

(I) Uma parte do aspirado foi utilizada para espalhar esfregaços a serem examinados pelas colorações de Leishman e mieloperoxidase (MPO).

(II) Foi dispensado 1 ml do aspirado num tubo estéril contendo EDTA para ser utilizado na citometria de fluxo para deteção de imunofenotipagem.

(III) Foram utilizados 2 ml do aspirado para a QRT-PCR do gene FHIT.

(A) Investigação laboratorial

Os doentes e os controlos foram submetidos aos seguintes estudos clínicos e laboratoriais:

1-Apuração pormenorizada do historial, incluindo: Nome, idade, sexo.

Exame clínico: procura geral de sinais importantes de significado prognóstico, principalmente palidez, hemorragia, febre e exame local, incluindo exame do fígado, baço e gânglios linfáticos.

3-Investigação de rotina

(I) exame de sangue completo (hemograma).

(II) Teste de função hepática, creatinina sérica, ácido úrico sérico, LDH sérica, glucose sérica, ESR, INR.

(B) Investigação para o diagnóstico de LLA

(Feito apenas para os doentes e não para os controlos)

(I) Aspirado de medula óssea para o diagnóstico morfológico de LLA

(II) Análise citoquímica (sigma Diagnostic, st, Lowis, Missouri, EUA) de esfregaços de sangue periférico e/ou medula óssea secos ao ar. Destina-se a distinguir a LLA da LMA e a subclassificar a LLA e a LMA.

(III) Imunofenotipagem de blastos leucémicos, importante para distinguir a LMA da LLA e para subclassificar a LLA e a LMA. A citometria de fluxo foi definida como a expressão em pelo menos 20% das células.

111.4. Equipamentos

1- Contadores de células sysmex (SF, Japão)
2-Misturador de vórtice (Scientific industries, China)
3-Citómetro de fluxo (Becton Dickinson immunocytometry system (BDIS), San Joes, calif, CA).
4-Centrifugadora, Xingang (porto de Tianjin), China
5- Espectrofotómetro (GENESYS 10S UV-Vis, EUA)
6- Termociclador (ou instrumento de PCR em tempo real) Applied Biosystems
7-Instrumento de PCR em tempo real (ABIPRISM 7000)
8- Pipetas e pontas de pipetas esterilizadas e sem RNase
9-Microcentrífuga com rotor para tubos de 2 ml
10-Tubos para lise de eritrócitos (1,5-15 mL, dependendo do tamanho da amostra); recomenda-se a utilização de tubos de polipropileno estéreis e descartáveis
11-Microcentrífuga refrigerada (Sigma Laborzentrifugen GmbH, Alemanha)

III.2.1. Determinação do quadro sanguíneo completo

A determinação do hemograma completo foi efectuada pelo analisador automático de hematologia SF-300, produzido pela Sysmex corporation KOBE-JAPAN **(Figura 19).** Este sistema automatizado determina os seguintes valores dos parâmetros hematológicos: leucócitos (glóbulos brancos); hemácias (glóbulos vermelhos); Hb (hemoglobina); VCM (volume corpuscular médio); HCT (hematócrito); MCH (hemoglobina corpuscular média); MCHC (concentração de hemoglobina corpuscular média); PLT (contagem de plaquetas)

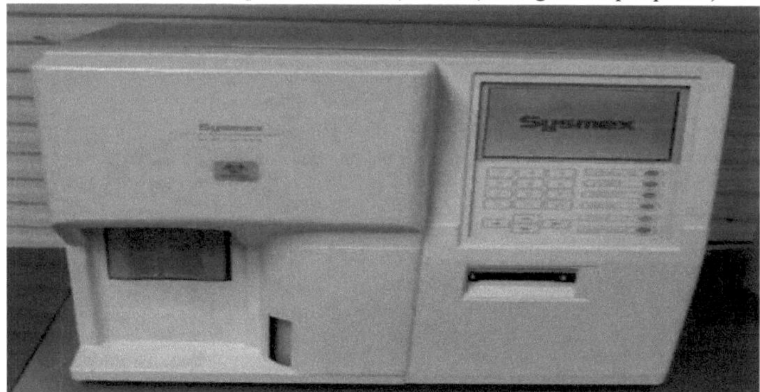

Figura (19): sysmex, o analisador automático de hematologia SF-300

111.2.2. Como fazer e corar um esfregaço de sangue

Fazer um esfregaço

1. Pode ser efectuado um único esfregaço por lâmina (esfregaço ao longo do comprimento da lâmina) ou dois (ou mesmo três) esfregaços podem partilhar uma lâmina, com os esfregaços ao longo da largura da lâmina.
2. Colocar uma gota de sangue com cerca de 4 mm de diâmetro na lâmina.
3. A gota foi espalhada utilizando outra lâmina (aqui designada por "espátula"), colocando a espátula num ângulo de 45° e apoiando-a na gota de sangue. A espátula apanhava a gota e esta

espalhava-se por ação capilar ao longo do seu bordo, empurrando depois a espátula através da lâmina.

4. Os esfregaços devem ser secos ao ar e depois mergulhados em metanol a 100%. Após um minuto, as lâminas são retiradas e colocadas em posição vertical para drenar o álcool. **Preparação do tampão de coloração**

Tampões de reserva (dois)

O stock alcalino é o fosfato de sódio, dibásico anidro, N2HPO4, Sigma Chemical S-0879 (misturar 9,5 g com água destilada para perfazer 1000 mL).

O ácido de reserva é o fosfato de potássio monobásico anidro, KH2PO4, Sigma P5379 (misturado com 9,07 g de água destilada para perfazer 1000 mL).

Tampão de trabalho: 39 mL de caldo ácido foram misturados com 61 mL de caldo alcalino e completados para um litro com água destilada. p^H foi ajustado para pH 7 ou 7,2 adicionando o caldo tampão ácido para baixar o pH ou alcalino para aumentar o pH apenas alguns mL.

Coloração de esfregaços

1. O tampão foi preparado como mencionado acima.
2. Colocou-se uma camada de corante no fundo de um frasco de vidro coplin (cerca de 3 ml) e, em seguida, adicionou-se o tampão até um nível que cobrisse apenas as lâminas. As lâminas foram colocadas de costas umas para as outras nas ranhuras do frasco e coradas à temperatura ambiente durante cerca de 50 minutos.
3. As lâminas foram retiradas e lavadas, mergulhando-as algumas vezes em tampão simples, e depois colocadas em pé para secar.
4. O óleo de imersão foi colocado diretamente sobre o esfregaço para observação a 1000x **(Figura 30).**

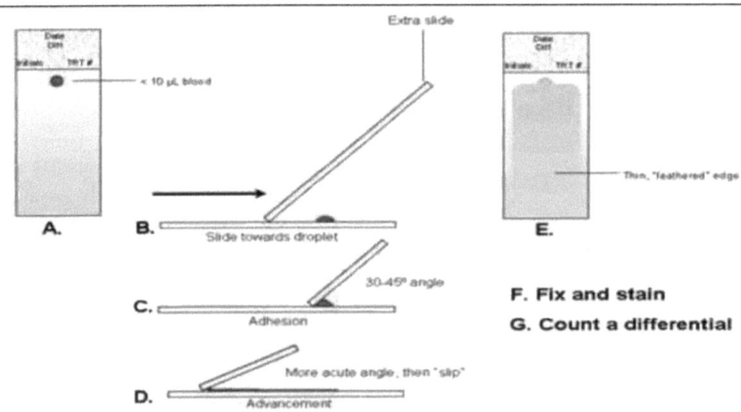

Figura (20): Fazer um esfregaço de sangue

III.2.3. Testes da função hepática

111.2.3.1. Determinação quantitativa da Alanina aminotransferase GOT (AST)

Princípio do método

A aspartato aminotransferase (AST), anteriormente denominada glutamato oxaloacetato (GOT), catalisa a transferência reversível de um grupo amino do aspartato para um -cetoglutarato, formando glutamato e oxaloacetato. O oxaloacetato produzido é reduzido a malato pela malato desidrogenase (MDH) e pelo NADH:

$$\text{L-Aspartic} + \alpha\text{-Ketoglutarate} \xrightarrow{\text{AST}} \text{Glutamate} + \text{Oxaloacetate}$$

$$\text{Oxaloacetate} + \text{NADH} + H^{+} \xrightarrow{\text{MDH}} \text{Malate} + \text{NAD}^{+}$$

A taxa de diminuição da concentração de NADH, medida fotometricamente, é proporcional à concentração catalítica de AST presente na amostra (**Tietz, 1995**)

Significado clínico

A AST é uma enzima celular, encontra-se em maior concentração no músculo cardíaco, nas células do fígado, nas células do músculo esquelético e em quantidades menores noutros tecidos. Embora um nível elevado de AST no soro não seja específico da doença hepática, é utilizado principalmente para diagnosticar e verificar o curso desta doença com outras enzimas como a Alanina Transaminases (ALT) e a fosfatase alcalina (ALP). Também é utilizada para controlar os doentes após enfarte do miocárdio, em doenças do músculo esquelético e outras **(Young, 2001)**.

Reagente

R 1 Buffer	TRIS pH 7.8	80 mmol/L
	Malate dehydrogenase (MDH)	600U/L
	L-Aspartate	200mmol/L
R 2 Substrate	NADH	0.18 mol/L
	α -Ketoglutarate	2m mol/L

Procedimento

1. Condições do ensaio:

Comprimento de onda: 340 nm

Cuvete: trajetória da luz de 1 cm

Temperatura constante 25°C / 30°C / 37°C

2. O instrumento foi ajustado ao zero com água destilada ou ar.
3. Os reagentes foram adicionados a uma cuvete da seguinte forma:

Working reagent (mL.)	1.0
Sample (μL)	10

4. Os volumes foram misturados e incubados durante 1 minuto.
5. Lê-se a absorvância inicial (A) da amostra e, em seguida, inicia-se o cronómetro e lêem-se as absorvâncias a intervalos de 1 minuto, durante 3 minutos.
6. Foi calculada a diferença entre a absorvância e as diferenças médias de absorvância por minuto AA/min.

Cálculos= A/minx 1750=U/L de AST

III.2.3.2. Determinação quantitativa da Alanina aminotransferase

GPT (ALT)

Princípio do método

A Alanina aminotransferase (ALT) ou Glutamato piruvato transaminases (GPT) catalisa a transferência reversível de um grupo amino da Alanina para o a-cetoglutarato, formando glutamato e piruvato.

O piruvato produzido é reduzido a lactato pela lactato desidrogenase (LDH) e pelo NADH:

$$\text{Alanine} + \alpha\text{-Ketoglutarate} \xrightarrow{ALT} \text{Glutamate} + \text{Pyruvate}$$

$$\text{Pyruvate} + NADH + H^+ \xrightarrow{LDH} \text{Lactate} + NAD^+$$

A taxa de diminuição da concentração de NADH, medida fotometricamente, é proporcional à concentração catalítica de ALT presente na amostra **(Tietz et al., 1995).**

Significado clínico

A ALT é uma enzima celular, que se encontra em maior concentração no fígado e nos rins. Níveis elevados são observados em doenças hepáticas como hepatite, doenças dos músculos e traumatismos; sua melhor aplicação é no diagnóstico das doenças do fígado. Quando são utilizadas em conjunto com a AST auxiliam no diagnóstico de enfartes no miocárdio, uma vez que o valor da ALT permanece dentro dos limites normais na presença de níveis elevados de AST **(Young, 2001).**

Reagente

R1 Buffer	TRIS pH 7.8	100 mmol/L
	L-Alanine	500 mmol/L
R 2 Substrate	Lactate dehydrogenase	1200 U/L
	NADH	0.18 mol/L
	α -Ketoglutarate	15 mmol/L

Procedimento

1. Condições do ensaio:

Comprimento de onda: 340 nm

Cuvete: trajetória da luz de 1 cm

Temperatura constante 25°C / 30°C / 37°C

2. O instrumento foi ajustado ao zero com água destilada ou ar.
3. Os reagentes foram adicionados a uma cuvete da seguinte forma:

Working reagent (mL.)	1.0
Sample (μL)	10

4. Os volumes foram misturados e incubados durante 1 minuto.
5. Lê-se a absorvância inicial (A) da amostra e, em seguida, inicia-se o cronómetro e lêem-se as absorvâncias a intervalos de 1 minuto, durante 3 minutos.
6. Foi calculada a diferença entre a absorvância e as diferenças médias de absorvância por minuto AA/min.

Cálculos= A/minx 1750=U/L de ALT

III.2.3.3. Determinação quantitativa da albumina

Princípio do método

A albumina na presença de verde de bromocresol a um pH ligeiramente ácido produz uma mudança de cor do indicador de amarelo-verde para verde-azul. A intensidade da cor formada é proporcional à concentração de albumina na amostra **(Young, 2001)**

Significado clínico

Uma das proteínas séricas mais importantes produzidas no fígado é a albumina. Esta molécula tem uma gama extraordinariamente vasta de funções, incluindo nutrição, manutenção da pressão oncótica e transporte de Ca++, bilirrubina, ácidos gordos livres, fármacos e esteróides.

As variações nos níveis de albumina indicam doenças hepáticas, desnutrição, lesões cutâneas como dermatites e queimaduras ou desidratação **(Young, 2001)**.

Reagentes

R	Bromocresol green $_{p}$H 4.2 0.12mmol/L
Albumin standard	Albumin aqueous primary standard 5 g/dL

Procedimento

1. Condições do ensaio:

Comprimento de onda: 630 nm (600-650)

Cuvete: trajetória da luz de 1 cm

Temperatura: 15-25°C/37°C

2. O instrumento foi ajustado ao zero com água destilada ou ar.
3. Os reagentes foram adicionados a uma cuvete da seguinte forma:

	Test	Standard	Blank
WR(mL)	1	1	1
Standard (µL)	-	5	-
Sample (µL)	5	-	-

4. Os volumes foram misturados e incubados durante 5 min a 37°C ou 10 min a 1525°C.
5. A absorvância (A) das amostras e do padrão foi lida em relação ao branco. A cor é estável durante 1 hora à temperatura ambiente.

Cálculos

(A) Amostra - (A) Branco / (A) Padrão - (A) Branco x 5 (concentração padrão) = g/dL de albumina na amostra

Fator de conversão: g/dL x 144,9 = mmol/L

III.2.3.4. Determinação quantitativa da bilirrubina

Princípio do método

A bilirrubina é convertida em azo bilirrubina colorida pelo ácido sulfanílico diazotizado e medida fotometricamente. Das duas fracções presentes no soro, a bilirrubina-glucuromida e a bilirrubina livre, fracamente ligada à albumina, apenas a primeira reage diretamente em solução aquosa (bilirrubina direta), enquanto a bilirrubina livre necessita de solubilização com cafeína para reagir (bilirrubina indireta). Na determinação da bilirrubina indireta, determina-se também a direta; os resultados correspondem à bilirrubina total. A intensidade da cor formada é proporcional à concentração de bilirrubina na amostra (**Allen, 1951**).

Significado clínico

A bilirrubina é um produto de degradação da hemoglobina. É transportada do baço para o fígado e excretada na bílis. A hiperbilirrubinemia resulta do aumento das concentrações de bilirrubina no plasma. Causas da hiperbilirrubinemia: Bilirrubina total: Hemólise aumentada, erros genéticos, iterícia neonatal, eritropoiese ineficaz e fármacos. Bilirrubina direta: Colestase hepática, erros genéticos, lesão hepatocelular (**Burtis, 1999)**

Reagentes

R1	Sulfanilic acid	30 mmol/L
	Hydrochloric acid	400mmol/L
R2	Sodium nitrite	50 mmol/L
R3	Caffeine	100mmol/L

Procedimento

1. Condições do ensaio:

Comprimento de onda: 540 nm

Cuvete: trajetória da luz de 1 cm

Temperatura 15-25°C

2. O instrumento foi ajustado ao zero com água destilada ou ar.
3. Os reagentes foram adicionados a uma cuvete da seguinte forma:

	B Total	B direct	Blank
R1(µL)	200	200	200
R2 (drop)	1	1	-
NaCl 9 g/L (mL)	-	2	2
R3 (mL)	2	-	-
Sample / Calibrator (µL)	200	200	200

4. Os volumes foram misturados e incubados durante exatamente **5 minutos** a 15-25°C.
5. Ler a absorvância (A).

Cálculos

((A) Amostra - (A) Branco da amostra) x **Fator*** = mg/dL de bilirrubina na amostra

***Fator para a bilirrubina total: Fator teórico = 10,8**

***Fator para a bilirrubina direta: Fator teórico = 14,4**

III.2.3.5. Determinação quantitativa do tempo de protrombina (TP)

Princípio do método

Quando a tromboplastina cálcica é adicionada ao plasma citratado, os factores do sistema de coagulação extrínseco são activados. O TP de uma fase mede o tempo de coagulação do plasma após a adição do reagente **(Harris e winter, 2010).**

Significado clínico

Desde a sua descrição original por Quick em 1935, o tempo de protrombina (TP) ou teste Quick continua a ser um teste importante para detetar distúrbios da coagulação sanguínea, sendo o procedimento de coagulação mais comum realizado em laboratórios de rotina, para além do tempo de tromboplastina parcial activada (TTPA). O TP é particularmente sensível aos defeitos da via extrínseca da coagulação (factores II, V, VII, X e fibrinogénio), bem como aos seus inibidores. É um indicador de doença hepática. É também o teste mais frequentemente utilizado para monitorizar a terapêutica anticoagulante oral. O TP é habitualmente utilizado para monitorizar a terapêutica anticoagulante com heparina **(Arkin, 1996; Burtis, 1999).**

Reagente

R	Calcium thromboplastin lyophilized, extract of acetone dehydrated rabbit brain and CaCl2.
	Buffers and stabilizers
Optional	CONTROL NORMAL
	CONTROL PATHOLOGIC

Procedimento

O reagente pode ser utilizado por método manual, mecânico, foto-ótico ou outros meios de deteção de coágulos.

Método manual

1. O reagente de trabalho (WR) e a amostra foram previamente aquecidos a 37°C.
2. O reagente de trabalho foi misturado suavemente e pipetado.

WR(µL)	200

3. O reagente foi incubado durante 5 min. a 37°C.
4. O volume foi pipetado da seguinte forma:

Citrate plasma (µL)	100

5. O cronómetro foi iniciado e determinou o tempo de coagulação.

Cálculos: É possível comunicar os resultados em segundos, mas recomenda-se a utilização da Percentagem da atividade (%), do rácio PT (PR) ou do Rácio normalizado internacional (INR).

Rácio PT (PR) =PT do doente em segundos / PT do plasma normal (pool %) em segundos

Índice de sensibilidade internacional (ISI): O rácio de protrombina pode ser convertido em valores comparáveis a nível internacional através do Índice de Sensibilidade Internacional (ISI). O resultado obtido é o rácio normalizado internacional (INR):

$$INR = PR^{ISI}$$

111.2.4. Função renal

Testes

111.2.4.1. Determinação quantitativa da creatinina

Princípio do método

O ensaio baseia-se na reação da creatinina com picrato de sódio, tal como descrito por Jaffe. A creatinina reage com o picrato alcalino formando um complexo vermelho. O intervalo de tempo escolhido para as medições evita interferências de outros constituintes do soro. A intensidade da cor formada é proporcional à concentração de creatinina na amostra **(Murray, 1984).**

Significado clínico

A creatinina é o resultado da degradação da creatina, componente dos músculos, que pode ser transformada em ATP, que é uma fonte de alta energia para as células. A produção de creatinina depende da modificação da massa muscular, varia pouco e os níveis são geralmente muito estáveis. A creatinina é excretada pelos rins. Na insuficiência renal progressiva, há retenção no sangue de ureia, creatinina e ácido úrico. Um nível elevado de creatinina pode ser indicativo de insuficiência renal **(Murray, 1984; Tietz, 1995)**

Reagentes

R 1 (Picric reagent)	Picric acid	8.5mmol/L
R 2 (Alkaline reagent)	Borate buffer	0.29 mol/L
Creatinine standard	Creatinine aqueous primary standard 2 mg/dL	

Procedimento

1. Condições do ensaio:

Comprimento de onda: 500 nm

Cuvete: 1 cm. de trajetória da luz

Temperatura 15-25°C

2. O instrumento foi ajustado ao zero com água destilada.
3. Os reagentes foram pipetados para uma cuvete:

	Test	Standard	Blank
R1(mL)	4.5	4.5	-
Standard (mL)	-	0.5	-
Sample (mL)	0.5	-	-

4. Cada tubo foi agitado durante 15 segundos e centrifugado a 2500 r.p.m. durante 10 minutos.
5. Os reagentes foram pipetados para uma cuvete:

	Test	Standard	Blank
R1(mL)	-	-	2.5
Supernatant (mL)	2.5	2.5	-
R2 (mL)	1.0	1.0	1.0

6. Os tubos foram misturados e incubados durante 20 minutos à temperatura ambiente.
7. A absorvância (A) das amostras e do calibrador foi lida em comparação com o branco.

Cálculos

(A) Amostra / (A) calibrador x 2 (conc. do calibrador) = mg/dL de creatinina na amostra
Fator de conversão: mg/dL x 88,4 = mol/L.

III.2.4.2. Determinação quantitativa do ácido úrico

Princípio do método

O ácido úrico é oxidado pela uricase em alantoína e peróxido de hidrogénio (2H O_{22}), que, sob a influência da peroxidase (POD), da 4-aminofenazona (4-AP) e do 2-4 diclorofenol sulfonato (DCPS), forma um composto vermelho de quinoneimina **(Burtis, 1999)**

$$\text{Uric acid} + 2H_2O + O_2 \xrightarrow{\text{Uricase}} \text{Allantoine} + CO_2 + 2H_2O_2$$

$$2H_2O_2 + \text{4-AP} + \text{DCPS} \xrightarrow{\text{POD}} \text{Quinoneimine} + 4H_2O$$

A intensidade da cor vermelha formada é proporcional à concentração de ácido úrico na amostra

Significado clínico

O ácido úrico e os seus sais são produtos finais do metabolismo das purinas. Com a insuficiência renal progressiva, verifica-se uma retenção no sangue de ureia, creatinina e ácido úrico. Um nível elevado de ácido úrico pode ser indicativo de insuficiência renal e está normalmente associado à gota.

Reagente

R1(Buffer)	Phosphate P^H 7.4	50mmol/L
	2,4 Dichlorophenol sulfonate (DCPS)	4mmol/L
R2 (Enzyme)	Uricase	60U/L
	Peroxidase (POD)	660U/L
	Ascorbate Oxidase	200U/L
	4-Aminophenazone(4-AP)	1mmol/L
Uric acid cal	Uric acid aqueous primary standard 6 mg/dl	

Procedimento

1. Condições do ensaio:

Comprimento de onda: 520 nm (490-550)
Cuvete: trajetória da luz de 1 cm

Temperatura 37°C / 15-25°C

2. O instrumento foi ajustado ao zero com água destilada.
3. Os reagentes foram pipetados para uma cuvete:

	Test	Standard	Blank
WR(mL)	1	1	1
Standard (µL)	-	25	-
Sample (µL)	25	-	-

4. Misturar e incubar durante 5 minutos a 37°C ou 10 minutos a 15-25°C.
5. A absorvância (A) das amostras e do padrão foi lida em comparação com o branco.

Cálculos

Soro ou plasma

(A)Amostra / (A) Padrão x 6 (conc. padrão)= mg/dL de ácido úrico na amostra

Fator de conversão: mg/dL x 59,5= mol/L.

111.2.5. Testes clínicos

111.2.5.1. Determinação quantitativa da TAXA DE SEDIMENTAÇÃO DE ERITRÓCITOS (ESR)

Princípio

Quando o sangue anticoagulado é deixado em repouso, os glóbulos vermelhos depositam-se normalmente no fundo do tubo.

Este princípio é a base da velocidade de sedimentação eritrocitária (VSG). Por definição, a velocidade de sedimentação de eritrócitos é a distância a que os eritrócitos caem (em milímetros) por unidade de tempo, que é normalmente 1 hora. Vários factores afectam a VSG, como o tamanho e a forma dos eritrócitos, os níveis plasmáticos de fibrinogénio e globulina, bem como factores mecânicos e técnicos. A VSG é diretamente proporcional à massa de glóbulos vermelhos e inversamente proporcional à viscosidade do plasma.

No sangue total normal, os glóbulos vermelhos não formam rouleaux; a massa de glóbulos vermelhos é pequena e, por conseguinte, a VSG está diminuída (as células depositam-se lentamente). Em condições anormais, quando os glóbulos vermelhos podem formar rouleaux, a massa de glóbulos vermelhos é maior, aumentando assim a VSG (as células depositam-se mais rapidamente) (**John Stuart e Martin Kenny, 1980).**

Procedimento:

1- Transferiu-se 1,6mL de sangue venoso para 0,4 mL de citrato de sódio (anticoagulante).

2- O sangue foi recolhido num tubo Wintergreen-Katz até à marca dos 200 mm.

3- O tubo foi colocado num suporte em posição rigorosamente vertical durante 1 hora à temperatura ambiente, altura em que se mediu a distância entre o ponto mais baixo do menisco de superfície e o limite superior do sedimento de eritrócitos

4- A distância de queda dos eritrócitos foi expressa em milímetros em 1 hora.

5- A distância de queda dos eritrócitos foi expressa em milímetros em2 hora

6- O valor da VHS foi calculado como = (distância de queda dos eritrócitos, expressa em milímetros em 1 hora + distância de queda dos eritrócitos, expressa em milímetros em 2 horas)/2 **(Figura 21)**.

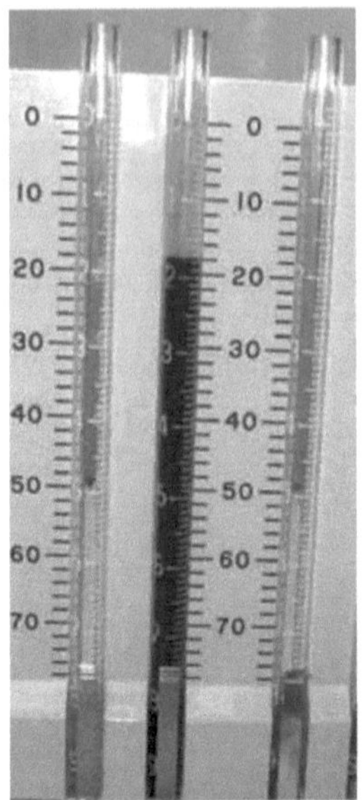

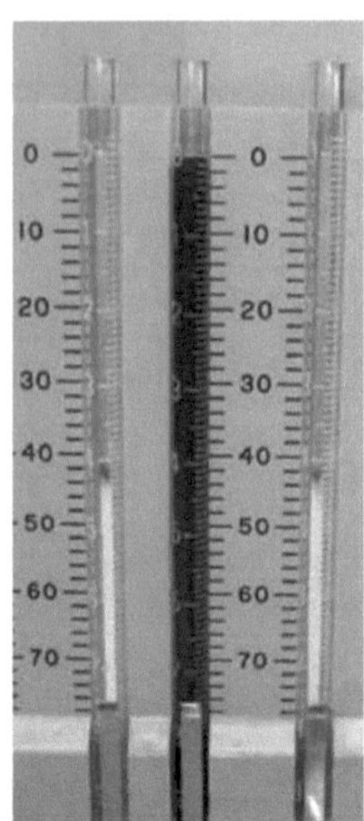

Figura (21): Determinação da ESR pelo método de Wintergreen

III.2.5.2. Determinação quantitativa da glucose

Princípio do método

A glicose oxidase (GOD) catalisa a oxidação da glicose em ácido glucónico. O peróxido de hidrogénio formado (H2O2) é detectado por um aceitador de oxigénio cromogénico, fenol, 4 - aminofenazona (4-AP) na presença de peroxidase (POD) (**Agrawal et al., 2013).**

$$\beta\text{-D-Glucose} + H_2O + O_2 \xrightarrow{GOD} \text{Gluconic acid} + H_2O_2$$

$$H_2O_2 + 4\text{-AP} + \text{phenol} \xrightarrow{POD} \text{Quinone} + H_2O$$

A intensidade da cor formada é proporcional à concentração de glucose na amostra **(Trinder, 1969; Kaplan, 1984).**

Reagente

R2 (Enzyme)	TRIS pH 7.4	92 mmol/L
	Phenol	0.3 mmol/L
	Glucose oxidase (GOD)	15000U/L
	Peroxidase (POD)	1000U/L
	4 – Aminophenazone (4-AP)	2.6 mmol/L
glucose standard	Glucose aqueous primary standard 100 mg/dl	

Procedimento

1. Condições do ensaio:

Comprimento de onda: 505 nm (490-550)

Cuvete: trajetória da luz de 1 cm

Temperatura: 37°C / 15-25°C

2. O instrumento foi ajustado ao zero com água destilada.
3. Os reagentes foram pipetados para uma cuvete:

	Test	Standard	Blank
R(mL)	1	1	1
Standard (μL)	-	10	-
Sample (μL)	10	-	-

4. Os tubos foram misturados e incubados durante 10 minutos a 37°C ou 20 minutos à temperatura ambiente (15-25°C).
5. A absorvância (A) das amostras e do padrão foi lida em comparação com o branco. A cor é estável durante pelo menos 30 minutos.

Cálculos

((A) Amostra - (A) branco / (A) padrão - (A) branco) x 100 (concentração padrão) = mg/dL de glucose na amostra

Fator de conversão: mg/dL x 0,0555= mmol/L.

III.2.5.3. Determinação quantitativa da desidrogenase láctica

PRINCÍPIO DO MÉTODO

A lactato desidrogenase (LDH) catalisa a redução do piruvato pelo NADH, de acordo com a seguinte reação **(Simaga et al., 2005).**

$$\text{L-Lactate} + NAD^{+} \underset{}{\overset{LD}{\rightleftharpoons}} \text{Pyruvate} + NADH + H^{+}$$

A taxa de diminuição da concentração de NADPH, medida fotometricamente, é proporcional à concentração catalítica de LDH presente na amostra (**Pesce, 1984**).

SIGNIFICADO CLÍNICO

As medições da desidrogenase láctica são utilizadas no diagnóstico e tratamento de doenças hepáticas, como a hepatite viral aguda, a cirrose e o carcinoma metastático do fígado, de doenças cardíacas, como o enfarte do miocárdio, e de tumores do pulmão ou dos rins **(Young, 2001).**

Reagentes

R1 (Buffer)	Imidazol	65 mmol/L
	Pyruvate	0.6 mmol/L
R2 (Substrate)	NADH	0.18 mmol/L

Procedimento

1. Condições do ensaio:

Comprimento de onda: 520 nm (490-550)

Cuvete: 1 cm de trajetória da luz

Temperatura 37°C / 15-25°C

2. O instrumento foi ajustado ao zero com água destilada.
3. Os reagentes foram pipetados para uma cuvete:

	25°- 30°C	37°C
WR(mL)	3	3
sample (μL)	100	50

4. Os tubos foram misturados e incubados durante 1 minuto.

5. Ler a absorvância inicial (A) da amostra, iniciar o cronómetro e ler as absorvâncias a intervalos de 1 minuto durante 3 minutos.

6. A diferença entre absorvências e as diferenças médias de absorvância foram calculadas por minuto (ΔA/min).

Cálculos

25°- 30°C ΔA/min x 4925 = U/L LDH

37° C ΔA/min x 9690 = U/L LDH

Unidades: Uma unidade internacional (UI) é a quantidade de enzima que transforma 1 pmol de substrato por minuto, em condições padrão. A concentração é expressa em unidades por litro de amostra (U/L).

111.2.6. Determinação quantitativa do aglomerado de diferenciação no sangue humano utilizando o citómetro de fluxo

Princípio

Este teste baseia-se na ligação específica do anticorpo monoclonal ao determinante antigénico expresso na superfície dos leucócitos. O anticorpo monoclonal é marcado com flourocromo, que é excitado por um feixe laser de um citómetro de fluxo durante a análise. A emissão subsequente de luz do flourocromo de cada célula é recolhida e analisada pelo citómetro de fluxo. As diferenças de intensidade de fluorescência permitem a separação de subconjuntos de células com base na expressão do antigénio analisado. A coloração específica das células sanguíneas é efectuada através da incubação das amostras de sangue com o reagente, seguida da lise dos glóbulos vermelhos, após o que os leucócitos não afectados são submetidos a análise por citómetro de fluxo. Os reagentes foram adquiridos à "BioLegend, San Diego, CA" **(Voskova et al., 2007).**

Reagentes

O reagente contém:

1- Anticorpos monoclonais de ratinho contra humanos: (CD2, Cd3, CD4, CD5, CD7, CD8, CD10, CD13, CD14, CD19, CD20, CD22, CD33, CD34, CD36, CD64, CD79a, CD117, HLARD, cMPO, TdT.

2- Solução salina tamponada com fosfato (PBS) contendo azida de sódio 15 mM e albumina de soro bovino (BSA) de alto grau isenta de proteases a 0,2% (p/v) como agente estabilizador.

3- O conteúdo da embalagem (2mL) é suficiente para 100 testes

Procedimento

Preparação da amostra

Hemácias periféricas: o sangue total deve ser colhido em tubos evacuados contendo EDTA ou heparina como anticoagulante.

(A) Coloração da amostra:

1- Pipetou-se 20 pL de anticorpo monoclonal para um tubo rotulado.

2- Foram adicionados 50 pL de sangue total.

3- O anticorpo monoclonal e o sangue total foram agitados em vórtex para misturar e incubados durante 15 minutos no escuro à temperatura ambiente (20° a 25°C).

4- Foi adicionado ao tubo 1 ml de 1X FACS Lysing Solution.

5- Os tubos foram agitados em vórtex e incubados durante 15 a 30 minutos no escuro à temperatura ambiente.
6- O sobrenadante foi removido e o sedimento ressuspendido com 3-4 mL de PBS.
7- Os tubos foram centrifugados durante 5 minutos a 3000 r.p.m.
8- O sobrenadante foi removido e o sedimento ressuspendido com 0,3-0,5 ml de PBS.
9- As amostras foram analisadas imediatamente com um citómetro de fluxo.

Análise de dados

A amostra analisada foi corada com anticorpos utilizando um citómetro de fluxo (um citómetro de fluxo FACScan (BDIS)). Visualize os dados registados no gráfico de dispersão lateral (SSC) versus dispersão frontal (FSC). Definir a porta para a população de linfócitos, como indicado na **(Figura 22)**, e criar um histograma de linfócitos com a intensidade de fluorescência no eixo, como indicado na **(Figura 23)**. A região correspondente às populações negativas deve ser definida utilizando células de controlo, que foram coradas com anticorpo de controlo do isótipo.

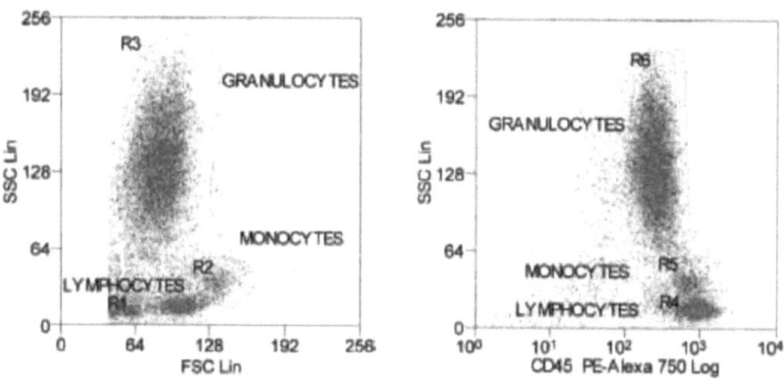

Figura (22): determinação da população de linfócitos

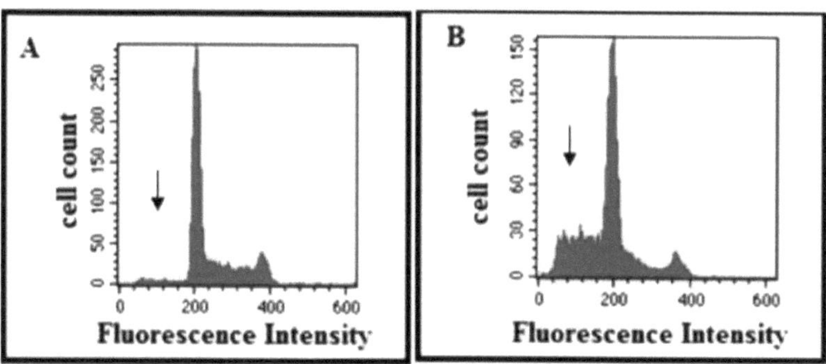

Figura (23): linfócito corado com anticorpo CD

III.2.6. Expressão dos genes do FHIT por RT-PCR quantitativa em tempo real (TaqMan)

O procedimento foi iniciado com a transcrição reversa do ARN total. O cDNA foi depois utilizado como modelo para a PCR em tempo real com iniciadores específicos dos genes.

Esta reação é realizada em três etapas **(Figura 24):**

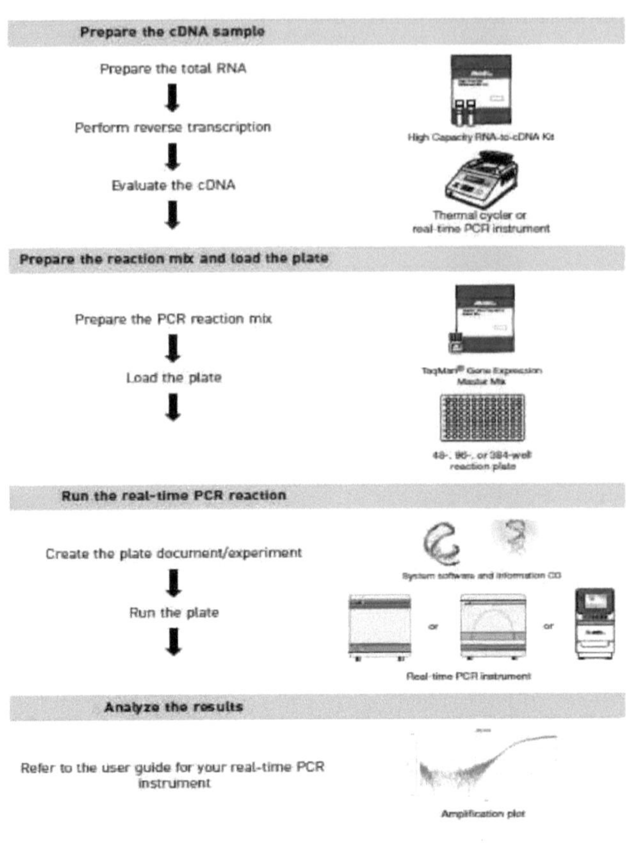

TaqMan® Gene Expression Assays Protocol

Figura (24): Expressão dos genes por RT-PCR quantitativa em tempo real (TaqMan)

1. Purificação do ARN celular total do sangue total humano

Introdução

Os RNeasy Mini Kits e os RNeasy Plant Mini Kits foram concebidos para isolar o ARN total a partir de pequenas quantidades de material de partida. Proporcionam um método rápido e simples para a preparação de até 100 porcos de ARN total de células e tecidos animais, bactérias e leveduras. A extração de ARN do sangue total foi efectuada utilizando o QIAmp RNA blood mini kit **(Qiagen, Hilden, Alemanha).**

Princípio

As colunas de centrifugação QIAamp representam uma tecnologia para a preparação de ARN total que combina as propriedades de ligação selectiva de uma membrana à base de sílica com a rapidez e comodidade da tecnologia de microsspin. Um sistema tampão especializado com elevado teor de sal permite que espécies de ARN com mais de 200 bases se liguem à membrana QIAamp. Durante o procedimento QIAamp para a purificação do ARN do sangue **(Figura 25),** os eritrócitos são lisados seletivamente e os leucócitos são recuperados por centrifugação. Os leucócitos são então lisados utilizando condições altamente desnaturantes que inactivam imediatamente as RNases, permitindo o isolamento de ARN intacto. Após a homogeneização do lisado através de uma breve centrifugação numa coluna de centrifugação QIAshredder, é adicionado etanol para ajustar as condições de ligação e a amostra é aplicada à coluna de centrifugação QIAamp. O ARN é ligado à membrana de sílica durante um breve passo de centrifugação. Os contaminantes são lavados e o ARN total é eluído em 30 µL ou mais de água sem RNase para utilização direta em qualquer aplicação a jusante (**Magdy et al., 2014)**

Procedimento

O procedimento para a purificação do ARN total do sangue total humano foi resumido na **(Figura 25).**

1. Misturou-se um volume de sangue total humano com 5 volumes de tampão EL num tubo de tamanho adequado.
2. A suspensão turva torna-se translúcida durante a incubação, indicando a lise dos eritrócitos. Se necessário, o tempo de incubação pode ser prolongado até 20 minutos.
3. Os tubos foram centrifugados a 400 x g durante 10 minutos a 4°C e completamente removidos, sendo o sobrenadante eliminado. Os leucócitos formaram um pellet após a centrifugação.
4. Adicionou-se tampão EL ao sedimento celular (utilizar 2 volumes de tampão EL por cada volume de sangue total utilizado na etapa 1).
5. Os tubos foram centrifugados a 400 x g durante 10 min a 4°C e o sobrenadante foi completamente removido e deitado fora.
6. O tampão RLT foi adicionado aos leucócitos em pellets de acordo com o quadro seguinte.

Buffer RLT*(µL)	Healthy whole blood (mL)	No. of leukocytes
350	Up to 0.5	Up to 2×10^6
600	0.5 to 1.5	2×10^6 to 1×10^7

1Assegurar que a P-ME é adicionada ao Buffer RLT

7. O lisado foi pipetado diretamente para uma coluna de centrifugação QIAshredder num tubo de recolha de 2 ml (fornecido) e centrifugado durante 2 minutos à velocidade máxima para homogeneizar.
8. Um volume de (350 µl ou 600 µL) de etanol a 70% foi adicionado ao lisado homogeneizado e misturado por pipetagem.
9. A amostra foi pipetada cuidadosamente, incluindo qualquer precipitado que se possa ter formado, para uma nova coluna de centrifugação QIAamp num tubo de recolha de 2 ml (fornecido) sem humedecer o bordo. Centrifugou-se durante 15 s a 8000 x g (10.000 rpm)
10. Adicionaram-se 700 µL de tampão RW1 à coluna de centrifugação QIAamp e centrifugou-se durante 15 s a 8000 x g (10 000 rpm) para lavar.
11. Pipetou-se 500 µ de Buffer RPE para a coluna de centrifugação QIAamp e centrifugou-se durante 15 s a 8000 x g (10.000 rpm).
12. Pipetou-se 500 µL de Buffer RPE para a coluna de centrifugação QIAamp e centrifugou-se

à velocidade máxima (20 000 x g, 14 000 rpm) durante 3 min.

13. Recomendado: a coluna de centrifugação QIAamp foi colocada num novo tubo de recolha de 2 mL e rejeitar o tubo de recolha antigo com o filtrado, depois centrifugado à velocidade máxima durante 1 min.

14. Foram pipetados 30-50 µL de água sem RNase (fornecida) diretamente para a membrana QIAamp.

15. Os tubos foram centrifugados durante 1 minuto a 8000 x g (10 000 rpm) para eluir.

16. O ARN viral manteve-se estável até um ano quando armazenado a -20°C ou -70°C.

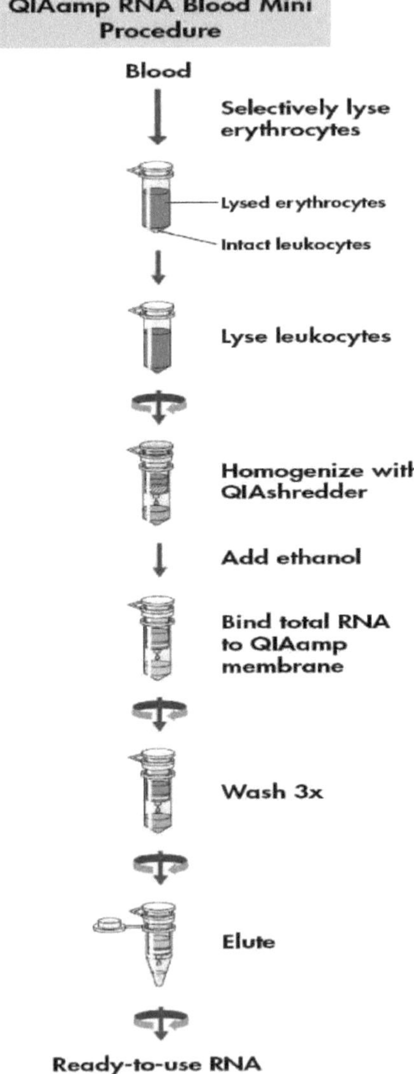

Figura (25): Extração de ARN do sangue total

2. A reação de transcrição reversa (RT) (formação de cDNA)

Para sintetizar cDNA de cadeia simples a partir de ARN total, utilizámos o kit de transcrição reversa de cDNA de alta capacidade **(Applied bio system, Foster city, CA, EUA)**, que contém todos os reagentes necessários para a transcrição reversa (RT) de ARN total para cDNA de cadeia simples, utilizando um tamanho de reação de 20µL.

Reagentes

- 10 X Tampão (500 nM KCl, 100 nM Tris HCl, **PH8**.3).
- 10X RT Primers aleatórios.
- 25 X mistura de dNTP (100mM).
- Multiscribe ™ Trancriptase Reversa (50 U/mL).
- Inibidor da RNase (100 µL)
- Água sem nuclease (sem pirocarbonato de dietilo [DEPC])

Realizar a reação de transcrição reversa (RT)

A síntese de cDNA de cadeia simples a partir de ARN foi o primeiro passo no processo de RT-PCR.

(A) Para preparar o 2 X RT Master Mix (por 20 µL de reação)

1. Descongelado em gelo, completamente ressuspenso por agitação suave em vórtice, e depois centrifugado brevemente para levar o líquido para o fundo do tubo:
2. Com base na tabela abaixo, calcule o volume de componentes necessários para preparar o número necessário de reacções.

Component	Volume (µL) reaction with RNase inhibitor
10X RT Buffer	2.0
25X dNTP Mix (100mM)	0.8
10X RT Random Primers	2.0
Multiscribe ™ Reverse Transcriptase	1.0
RNase inhibitor	1.0
Nuclease – free H_2O	3.2
Total per reaction	10.0

3. Colocar as misturas principais 2 X RT em gelo e misturar suavemente.

(B) Para preparar as reacções de transcrição reversa do cDNA

1. 10 µL de mistura principal 2X foram pipetados para cada poço de uma placa de reação de 96 poços.
2. 10 µL de amostra de ARN foram pipetados para cada poço, pipetando para cima e para baixo duas vezes para misturar.
3. As placas foram seladas.
4. A placa foi centrifugada para centrifugar o conteúdo e eliminar quaisquer bolhas de ar.
5. A placa foi colocada em gelo até carregar o termociclador.

(C) Para programar as condições do ciclo térmico

1. programar o termociclador utilizando as condições abaixo indicadas:

	Step 1	**Step 2**	**Step 3**	**Step 4**
Temperature	**25^0c**	**37^0c**	**85 ^{0}c**	**4 ^{0}c**
Time	**10 min**	**120 min**	**5 min**	∞

2. O volume de reação para 20 gL foi ajustado.
3. As reacções foram carregadas no termociclador.
4. Foi iniciada a transcrição reversa.

(D) Armazenar as reacções de transcrição reversa do cDNA a - 20⁰ C até à sua utilização.

3. PCR quantitativa em tempo real (Q RT-PCR)

A PCR quantitativa (qPCR) é uma técnica útil para a investigação da expressão genética. A reação em cadeia da polimerase foi realizada utilizando o kit TaqMan ® gene expression master mix **(Applied bio system, Foster city, CA, EUA)** e o sistema de deteção de sequências ABIPRISM® 7000.

Princípio:

A PCR quantitativa é efectuada num termociclador com capacidade para iluminar cada amostra com um feixe de luz de um determinado comprimento de onda e detetar a fluorescência emitida pelo fluoróforo excitado.

O termociclador é também capaz de aquecer e arrefecer rapidamente as amostras, tirando assim partido das propriedades físico-químicas dos ácidos nucleicos e da ADN polimerase.

A PCR quantitativa em tempo real é a deteção e medição fiáveis dos produtos gerados durante cada ciclo do processo de PCR, que são diretamente proporcionais à quantidade de modelo antes do início do processo de PCR.

Holland e colaboradores demonstraram que a enzima termoestável Thermus aquaticus (i.e., Taq) DNA polimerase tinha atividade de exonuclease 5' a 3'. Este grupo também demonstrou que a clivagem de uma sonda alvo durante a PCR pela atividade de nuclease 5' da Taq polimerase pode ser utilizada para detetar a amplificação do produto específico do alvo **(Holland et al., 1991).**

Os ensaios de expressão genética TaqMan® consistem num par de primers de PCR não marcados e numa sonda TaqMan® com um marcador de corante FAM™ ou VIC® na extremidade 5' e um ligante de sulco menor (MGB) não fluorescente (NFQ) na extremidade 3'. O ARN das amostras de interesse é transcrito de forma inversa para cADN e o cADN sintetizado serve de modelo para a PCR em tempo real.

A amplificação do alvo, utilizando o cADN como modelo, é o segundo passo no processo de RT-PCR. Neste passo, a ADN polimerase (da TaqMan Gene Expression Master Mix) amplifica o cADN alvo sintetizado a partir da amostra de ARN, utilizando primers específicos da sequência e uma sonda TaqMan (por exemplo, uma sonda da TaqMan Gene Expression Assay mix). As sondas TaqMan são constituídas por um fluoróforo ligado covalentemente à extremidade 5'da sonda de oligonucleótido e por um supressor na extremidade 3'**(Figura 36)**.

Vários fluoróforos diferentes (por exemplo, 6-carboxifluoresceína, acrónimo: *FAM,* ou tetraclorofluoresceína, acrónimo: TET) e *inibidores* (por exemplo, tetra-metil-rodamina, acrónimo TAMRA).

A molécula supressora suprime a fluorescência emitida pelo fluoróforo quando excitado pela fonte de luz do ciclador através de FRET (transferência de energia por ressonância de fluorescência). Enquanto o fluoróforo e o supressor estiverem próximos, a supressão inibe quaisquer sinais de fluorescência **(Figura 26) (Kenneth e Thomas, 2001).**

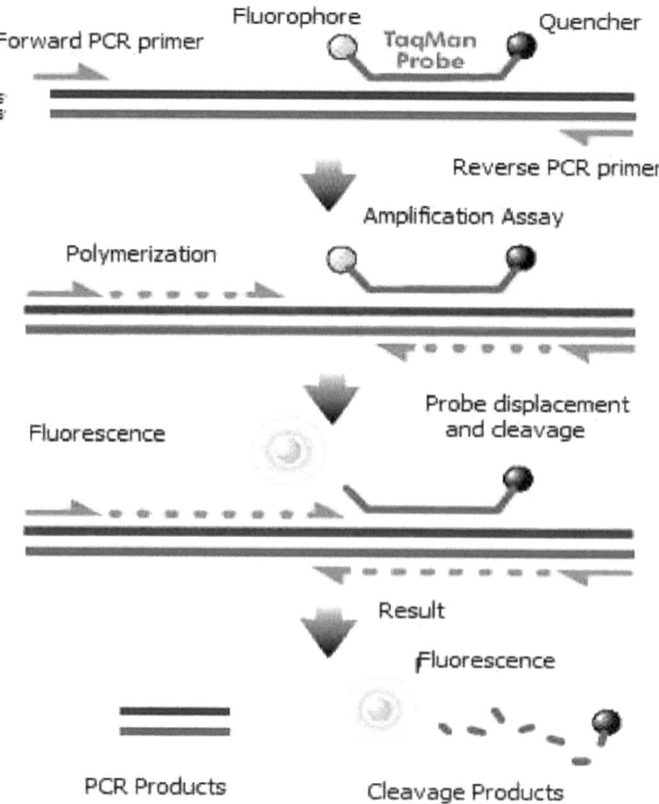

Figura (26): Mecanismo químico da sonda TaqMan

Reagentes:

2X TaqMan Gene expression master mix que contém:

- AmpliTaq Gold® DNA polimerase, UP (Ultra-Pure).
- Uracil-N glicosilase (UNG)
- dNTPs com dUTP
- Rox ™ referência passiva.
- Componente tampão (500nM KCl, EDTA, Tris HCl, MgCl2).

Ensaio de expressão génica TaqMan 20X (gene FHIT) que contém:

Deteção de sequências O primer Forward para o gene FHIT é:
5'-ATGTCGTTCAGATTTGGCCAAC -3'
O iniciador inverso de deteção da sequência para o gene FHIT é:
5'-TCATAGATGCTGTCATTCCTGT -3'
A sequência TaqMan ® prob para o gene alvo FHIT 250nm é:
5'-(FAM)-TGA TGA AGT GGC CGA TTT GTT-(TAMRA)-3'

Controlo endógeno TaqMan ® 20X (GAPDH):

Primers de deteção de sequências para o gene de referência,

O iniciador direto para o gene GAPDH é o seguinte 5'-GAAGGTGAAGGTCGGAGTC-3'
O iniciador inverso para o gene GAPDH é o seguinte 5'-GAAGATGGTGATGGGATTTC- 3'
A sonda TaqMan ® para a sequência do gene de referência é:

VIC-5-CAAGCTTCCGTTCTCAGCC-3-TMRA

Procedimento

(A) A mistura de reação PCR foi preparada da seguinte forma:

1-A mistura de reação foi preparada para cada amostra utilizando os componentes abaixo indicados. Para cada amostra (a executar em quadruplicado), pipetar o seguinte para uma pipeta de 1,5 mL sem nuclease.

PCR reaction mix component	Volume per 50-µL reaction (µL)per reaction
2X TaqMan® Gene Expression Master Mix‡	25
20X TaqMan® Gene Expression	2.5
20X TaqMan® endogenous GAPDH Gene	2.5
H_2O	10
cDNA template (1 to 100 ng)	10

2. O tubo foi tapado e invertido várias vezes para misturar os componentes da reação.
3. O(s) tubo(s) foi(ram) centrifugado(s) brevemente para centrifugar o conteúdo e eliminar quaisquer bolhas de ar das soluções.
4. O volume adequado de cada mistura de reação foi transferido para cada poço de uma placa de reação MicroAmp® Optical 96-Well.
6. A placa foi coberta com uma película adesiva ótica MicroAmp®.
7. A placa foi centrifugada brevemente para centrifugar o conteúdo e eliminar as bolhas de ar das soluções.

(B) Efetuar a PCR

Ao criar documentos/experiências de placa, utilizar os seguintes parâmetros:

1. Parâmetros de ciclo térmico **(Figura 27).**

System	**UNG incubation‡**	**Polymerase activation§**	**PCR**	
Applied Biosystems 7000 Fast Real-Time PCR	**Hold**	**Hold**	**Cycle (40 cycles)**	
			Denature	**Anneal/extend**
Temp. (°C)	50	95	95	60
Time (m:s)	2:00	10:00	00:15	1:00
Volume (µL)	50			

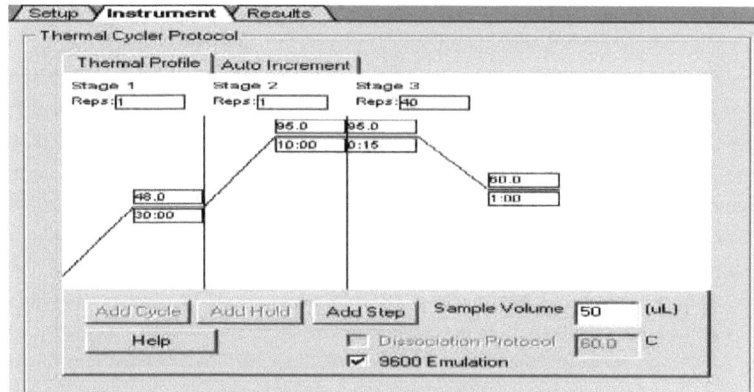

Figura (27): Condições de termociclagem para RT-PCR numa só etapa

(C) Executar a reação de PCR em tempo real

1. No software do sistema foi aberto o documento da placa ou experiência que corresponde à placa de reação.
2. A placa de reação foi carregada no sistema de PCR em tempo real.

	1	2	3	4	5	6	7	8	9	10	11	12
A	50/50 U	50/50 U	50/50 U	50/50 U	300/50 U	300/50 U	300/50 U	300/50 U	900/50 U	900/50 U	900/50 U	900/50 U
B	50/300 U	50/300 U	50/300 U	50/300 U	300/300 U	300/300 U	300/300 U	300/300 U	900/300 U	900/300 U	900/300 U	900/300 U
C	50/900 U	50/900 U	50/900 U	50/900 U	300/900 U	300/900 U	300/900 U	300/900 U	900/900 U	900/900 U	900/900 U	900/900 U

3. A corrida foi iniciada.

(D) Análise dos resultados

O processo geral de análise de dados de expressão genética envolve:

a. Visualização dos gráficos de amplificação para toda a placa.

b. Definição dos valores de linha de base e de limiar para determinar os ciclos de limiar (CT) para as curvas de amplificação.

c. Utilizar o método da curva padrão relativa ou o método comparativo de TC para analisar os dados **(Figura 28)**.

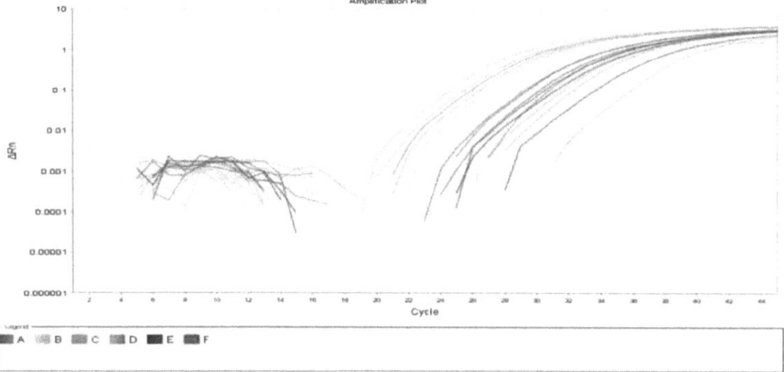

Figura (28): Curva de amplificação típica

(E) Quantificação relativa do gene FHIT normalizado para o gene de referência (GAPDH)
A quantificação relativa é utilizada para determinar o rácio entre a quantidade de uma molécula alvo numa amostra e no calibrador (tecido saudável ou células não tratadas, por exemplo). A aplicação mais comum deste método é a análise da expressão genética, como a comparação dos níveis de expressão genética em diferentes amostras, por exemplo. A quantidade da molécula alvo é normalmente normalizada com um gene de referência. Exemplos de genes de referência normalmente utilizados são a beta-actina, a GAPDH e o 18S rRNA. Um gene utilizado como referência deve ter um nível de expressão constante que seja independente da variação no estado do tecido da amostra.
Um problema é que, mesmo com os genes de referência, a expressão varia geralmente em certa medida. É por isso que são normalmente necessários vários genes de referência e a sua expressão tem de ser verificada em cada experiência. A eficiência de amplificação de um gene de referência deve ser a mesma que a eficiência do gene alvo. Se não for esse o caso, os resultados têm de ser corrigidos em função da eficiência. Se a eficiência de amplificação de um gene de referência for idêntica à do gene-alvo, pode utilizar-se o método ΔΔCT comparativo para a quantificação relativa **(Kenneth et al., 2001).** Os dados da amostra e do calibrador são primeiro normalizados em função da variação da qualidade e da quantidade da amostra. Os valores normalizados (ΔCT) são calculados pelas seguintes equações:
ΔCT (amostra) = CT (objetivo) - CT (referência)
ΔCT (calibrador) = CT (objetivo) - CT (referência)
O AACT é então determinado através da seguinte fórmula:
ΔΔCT = ΔCT (amostra) - ΔCT (calibrador). A expressão do gene-alvo normalizada em relação ao gene de referência e em relação ao calibrador $2^{-\Delta\Delta CT}$.

Análise estatística

A análise estatística dos dados foi efectuada utilizando o programa **Excel** (Microsoft Office 2007) e o programa **SPSS** (Statistical Package for Social Science) (SPSS, Inc, Chicago, IL) versão 20. Os dados qualitativos foram apresentados como frequência e percentagem, tendo sido utilizado o teste do qui-quadrado para comparar os grupos. Os dados quantitativos foram apresentados sob a forma de média e desvio-padrão ou mediana e intervalo. Os dados quantitativos foram examinados pelo teste de normalidade de Kolmogrov Smirnov. Para a comparação entre dois grupos, foram utilizados o teste t de Student e o teste de Mann-whitney (para dados não paramétricos). Para a comparação entre mais de dois grupos, utilizou-se a ANOVA de um sentido ou o teste de Krusskal Wallis (para dados não paramétricos). O coeficiente de correlação de spearman (r) foi utilizado para medir a relação entre duas variáveis (a correlação é fraca r=0,5; moderada r=0,5-0,75 e forte r=0,8-1).

Para a quantificação da expressão genética, utilizámos o método Ct comparativo. Em primeiro lugar, os níveis de expressão dos genes de cada amostra foram normalizados em relação ao nível de expressão do gene de manutenção que codifica a gliceraldeído-3-fosfato desidrogenase (GAPDH) numa determinada amostra (ΔΔCt). Os resultados foram avaliados utilizando o método $2^{-A\ ACt}$ como valores de expressão genética relativa **(Kenneth e Thomas, 2001).**

O teste de Kaplan-Meier foi utilizado para a análise de sobrevivência e a significância estatística das diferenças entre as curvas foi determinada pelo teste Log-Rank. A análise de regressão de Cox foi utilizada para avaliar a previsão da sobrevivência global (OS) em todos os doentes estudados. A regressão logística foi utilizada para avaliar o risco de não remissão e de recidiva. N.B: p é significativo se $\leq 0,05$ no intervalo de confiança de 95%.

CAPÍTULO 4

IV. Resultados

O presente estudo incluiu 50 doentes adultos com LLA recentemente diagnosticada. Além disso, foram selecionados 50 indivíduos de controlo saudáveis, com idade e sexo equivalentes, para servirem de grupo de controlo. Os resultados do estudo são apresentados nos quadros e figuras seguintes:

1. Distribuição por idade e género nos diferentes grupos estudados

A Tabela (9), a Figura (39) e a Figura (40) mostram a distribuição da idade e do género nos doentes e no grupo de controlo correspondente. A idade média dos doentes com LLA foi de 38,40±13,449 anos. Eram 33 do sexo masculino e 17 do sexo feminino. Além disso, havia 50 indivíduos de controlo saudáveis de idade e sexo equivalentes.

Tabela (9): Distribuição por idade e género nos diferentes grupos estudados

	Control (n=50)	ALL (n=50)	*P*
Age (years)	40.35±11.677	38.40±13.449	0.598
Males	30 (60)	33 (66)	0.630
Females	20 (40)	17 (34)	

p, comparação entre LLA e controlo. A idade é expressa como média±DP; o sexo é expresso como frequência (percentagem); LLA: Leucemia linfoblástica aguda.

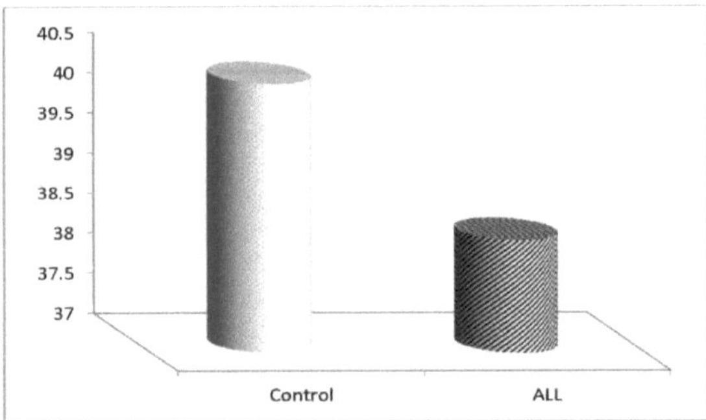

Figura (39): Distribuição etária nos diferentes grupos estudados (LLA: leucemia linfoblástica aguda)

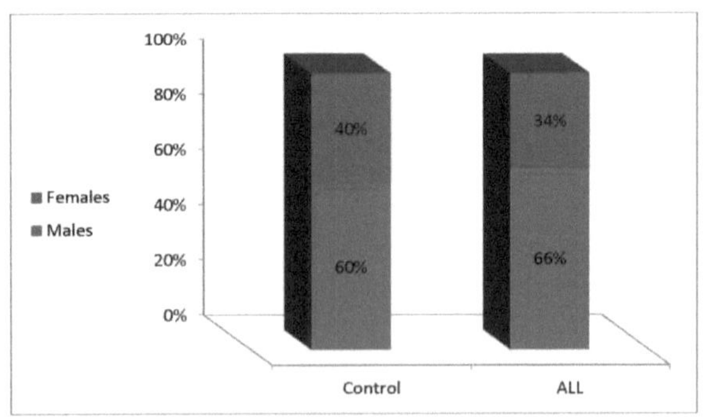

Figura (40): Distribuição por género nos diferentes grupos estudados

LLA: Leucemia linfoblástica aguda

2. Dados clínicos em doentes com leucemia aguda

A tabela (10) e a figura (41) mostram os dados clínicos dos doentes com leucemia aguda. Todos os doentes apresentavam febre/infeção, fadiga, perda de peso, palidez, tendência para hemorragias, esplenomegalia, hepatomegalia e linfadenopatia, com frequências diferentes no grupo LLA.

Tabela (10): Dados clínicos em doentes com leucemia aguda

Clinical data	ALL (n=50)	
	No	%
Fever /infection	39	78
Fatigue	40	80.0
Weight loss	40	80.0
Pallor	37	74
Bleeding tendency	35	70.0
Splenomegaly	29	58
Hepatomegaly	27	54
Lymphadenopathy	29	58

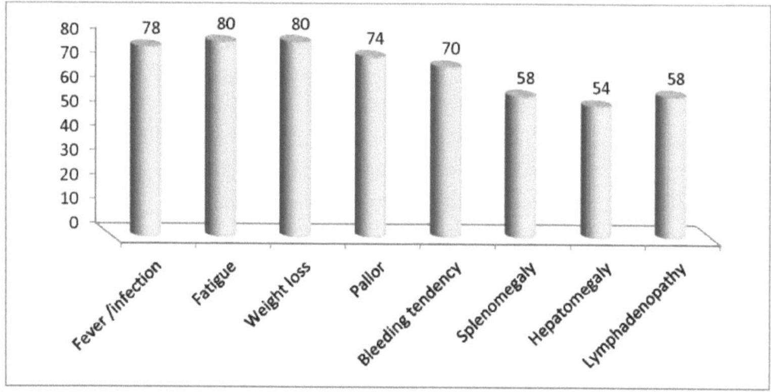

Figura (41): dados clínicos em doentes com leucemia aguda (as percentagens são apresentadas acima das colunas). LLA:
Leucemia linfoblástica aguda

3. Classificação FAB dos casos estudados

Entre os **50** casos de LLA deste estudo, **14** eram de LLA-L1, **30** de LLA-L2 e **6** de LLA-L3.

A Tabela (11) e a Figura (42) mostram a classificação FAB dos casos estudados.

Tabela (11): Classificação FAB dos casos estudados

	FAB	No	%
ALL (n=50)	L1	14	28
	L2	30	60
	L3	6	12

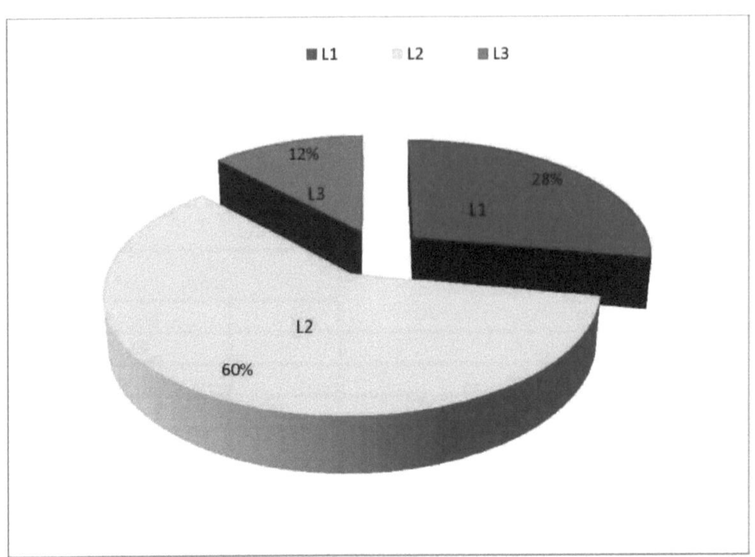

Figura (42): Classificação FAB dos doentes com LLA estudados

4. Dados hematológicos no momento do diagnóstico dos diferentes grupos estudados

A Tabela (12) e **a Figura (43)** mostram a comparação entre os dados hematológicos no momento do diagnóstico dos diferentes grupos estudados; verificou-se uma diminuição significativa da concentração de hemoglobina e da contagem de glóbulos vermelhos, da contagem de plaquetas e da concentração de hematócrito nos doentes com leucemia aguda em comparação com o grupo de controlo. Por outro lado, verificou-se um aumento significativo da CPT nos doentes com leucemia linfoblástica aguda em comparação com o grupo de controlo.

Tabela (12): Comparação entre os dados hematológicos ao diagnóstico dos diferentes grupos estudados.

Hematological data	Control (n=50)		ALL (n=50)		*P*
	Median	Range	Median	Range	
Total leucocytic count ($X10^9/L$)	7.6	4.1-10.6	48.5	3.7-225	<0.001**
Platelets ($X10^9/L$)	237.00	176-453	34.00	4-307	<0.001**
Red Blood cells count ($X10^9/L$)	4.13	3.00-5.85	3.52	1.62-4.12	<.0001***
Hemoglobin concentration (g/dL)	14.500	13.1-15.4	8.650	4.8-12.7	<0.001**
HCT (%)	33.52	22.5-49.9	27.75	16-37.1	<0.0001***
MCV(FL)	82.68	60.6-119.8	82.4	75.1-98.5	0.591
MCH (Pg)	27.82	20.7-36.2	26.6	22-32.5	0.0396
Peripheral blasts (%)	-	-	45.50	16-89	-
Bone marrow blasts (%)	-	-	56.00	23-90	-

p, comparação entre LLA e controlo
**; P=<0,001 altamente significativo
***; P=<0,0001 extremamente significativo

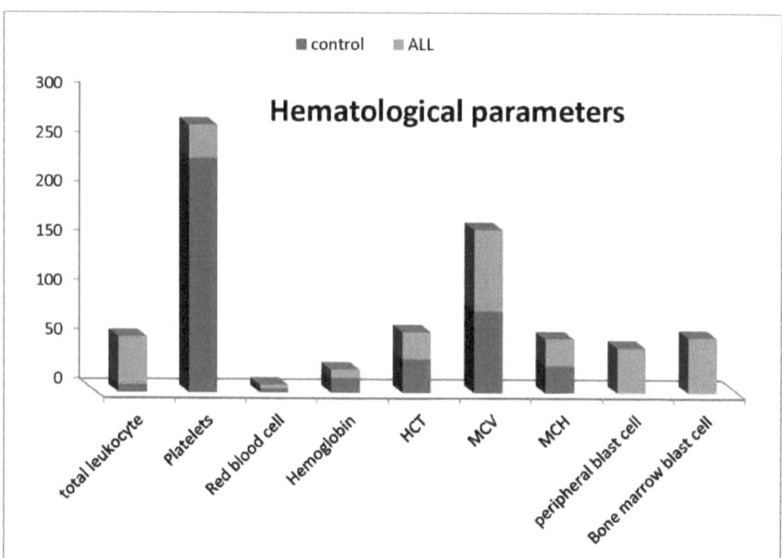

Figura (43): Comparação entre os dados hematológicos ao diagnóstico dos diferentes grupos estudados

HCT: Concentração de hematócrito
VCM: Volume Corpuscular Médio
MCH: Hemoglobina corpuscular média
LLA: Leucemia linfoblástica aguda

5. Parâmetros hematológicos da leucemia aguda

A Tabela (13) e a Figura (44) mostram que a contagem mais baixa de leucócitos foi observada na LLA-L3 com um valor de 17 10^9 /L e a contagem mais alta de leucócitos foi observada na LLA-L1 com 69,9 10^9 **/L (Tabela 13)**. A contagem de plaquetas mais baixa foi observada na LLA-L3 com 19,8 10^9 /L e a contagem mais elevada foi observada na LLA-L2 com 110,8 10^9 **/L (Tabela 13)**. A contagem de hemácias mais baixa foi observada na LLA-L1 com um valor de 2,49 10^9 /L e a contagem de hemácias mais elevada foi observada na LLA-L3 com um valor de 4 10^9 **/L (Tabela 13)**. O nível mais baixo de hemoglobina foi registado na LLA-L1 com um valor de 6,35 g/dl e o nível mais alto de hemoglobina foi registado na LLA-L2 com um valor de 10,16 g/dl, respetivamente. A concentração mais baixa de HCT foi observada em ALL-L2 e ALL-L3 com um valor de 16% e a concentração mais alta de HCT foi observada em ALL-L3 com um valor de 37,1%. A concentração mais baixa de MCH foi observada em ALL-L3 com um valor de 20,4 (Pg) e a concentração mais alta de MCH foi observada em ALL-L2 com um valor de 32,5 (Pg). A concentração mais baixa de MCV foi observada em ALL-L3 com um valor de 70 (FL) e a concentração mais elevada de MCV foi observada em ALL-L2 com um valor de 98,4 (FL) **(Quadro 13)**

Tabela (13): Parâmetros hematológicos de 50 casos de Leucemia Linfoblástica Aguda

Subtype	Hb(g/dL)		WBCS(10^9/L)		RBCS(10^9/L)		PLT(10^9/L)		HCT (%)		MCH(Pg)		MCV(FL)	
	Median	Range	Median	Range	Median	Range	Median	Range	Median	Range	Median	Range	Median	Range
ALL-L1	8.25	5.4-13.5	60.9	3.1-225	3.4	1.85-3.7	59.8	4-132	27	17.5-34.2	25.4	23.5-29.1	80.4	75.1-90.4
ALL-L2	9.1	4.7-12.7	17.01	4.9-134	3.36	1.62-3.9	122	18-307	26.2	16-29.9	27.02	24.3-32.5	83.4	76-98.4
ALL-L3	8.8	8.9-11.3	7	7-28	4	2.2-4.5	19.8	24-187	31	16-37.1	22	20.4-31.4	77	75-82.2

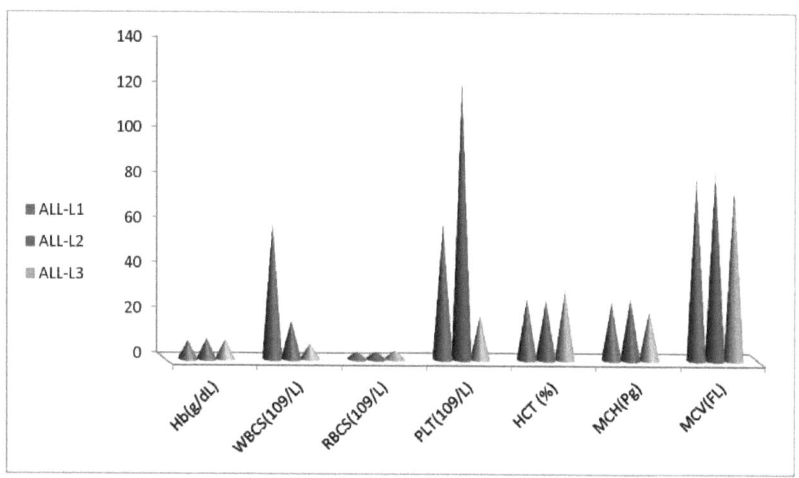

Figura (44): Parâmetros hematológicos da Leucemia Linfoblástica Aguda.
Hemácias: Glóbulos vermelhos; WBCs: glóbulos brancos; PLT: plaquetas; Hb: concentração de hemoglobina; HCT: concentração de hematócrito; MCV: volume corpuscular médio; MCH: hemoglobina corpuscular média; ALL: Leucemia linfoblástica aguda

6. Dados de química clínica no momento do diagnóstico dos diferentes grupos estudados

A Tabela (14) e a Figura (45) mostram a comparação entre os dados de química clínica no momento do diagnóstico dos diferentes grupos estudados. Verificou-se um aumento significativo da AST, ALT, ESR, INR, glicose e urato entre a leucemia linfoblástica aguda e os indivíduos do grupo de controlo.

Tabela (14). Comparação entre os dados de química clínica ao diagnóstico dos diferentes grupos estudados.

Chemical data	Control (n=50)		ALL (n=50)		*P*
	Median	Range	Median	Range	
AST (IU/L)	20.50	13-27	42.24	15-304	<0.001**
ALT (IU/L)	19.50	12-25	41.00	13-292	<0.001**
Albumin (g/dL)	4	3.6-5.4	4.000	3.0-5.1	0.258
Bilirubin (mg/dL)	1	0.8-1.1	1.000	0.6-1.8	0.918
INR	1	1.0-1.1	1.1	1.0-2.3	0.010*
ESR (mm/hr)	5.50	2-15	26	5-96	<0.001**
Glucose (mg/dL)	84.00	74-109	138.26	74-520	<0.001**
Creatinine (mg/dL)	.950	0.8-1	1.200	0.6-5.4	<0.001**
Uric acid (mg/dL)	4.75	3.5-6.1	7	1.0-20.3	<0.001**
LDH (IU/L)	96.5	78-143	931.50	234-4274	<0.001**

p, comparação entre LLA e controlo * P<0,05 Significativo; ** P<0,001 altamente significativo; ***

P<0,0001 extremamente significativo; AST: Transaminases do ácido aspártico; ALT: Transaminases da alanina; INR:
Razão de normalização internacional; ESR: Taxa de sedimentação de eritrócitos; LDH: Lactato desidrogenase; ALL: Leucemia linfoblástica aguda

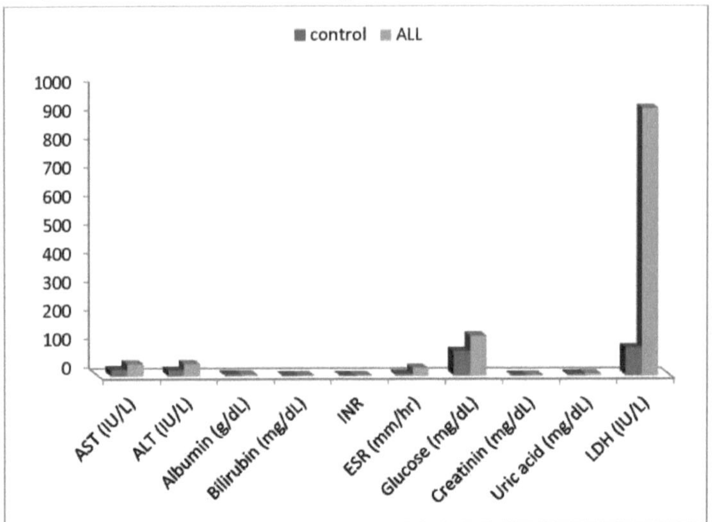

Figura (45): Comparação entre os dados de química clínica ao diagnóstico dos diferentes grupos estudados.
AST: Transaminases do ácido aspártico; ALT: Transaminases da alanina; INR:
Índice de normalização internacional
; ESR: Taxa de
sedimentação de eritrócitos; LDH: Lactato desidrogenase.

7. Investigação laboratorial em casos de leucemia aguda

As investigações bioquímicas são apresentadas na **Tabela 15 e** na **Figura 46.** Os níveis mais elevados de desidrogenase láctica foram registados em ALL-L1, com uma média de 2000 UI/1, e o nível mais baixo foi observado em ALL-L3, com um nível de 200 I/UL **(Quadro 15).** Os níveis mais elevados de ESR foram registados em ALL-L1, com uma média de 62 mm/h e o nível mais baixo foi observado em ALL-L2, com um nível de 18,5 mm/h. Os níveis mais elevados de glucose foram registados em ALL-L1 com uma média de 227 mg% e o nível mais baixo foi observado em ALL-L3 com um nível de 91 mg% (Tabela 14). Os níveis mais elevados de sGPT foram registados em ALL-L2 com uma média de 292 UI/1 e o nível mais baixo foi observado em ALL-L1 com um nível de 24,5 UI/1 **(Quadro 15).** Os níveis mais elevados de sGOT foram registados em ALL-L2, com uma média de 304 UI/1, e o nível mais baixo foi observado em ALL-L3, com um nível de 28 UI/1 **(Quadro 15).** Os níveis mais elevados de ácido úrico foram registados em ALL-L1, com uma média de 20,3 mg%, e o nível mais baixo foi observado em ALL-L2, com um nível de 1,03 mg% **(Quadro 15).** O valor mais elevado de INR foi registado em ALL-L3, com uma média de 2,3, e o nível mais baixo foi observado em ALL-L2, com um nível de 1 **(Tabela 15).**

Tabela (15): parâmetros laboratoriais de 50 casos de Leucemia Linfoblástica Aguda

Subtype	LDH (IU)	sGPT(IU/ml)	sGOT(IU /ml)	Uric acid (mg/%)	ESR	INR	Glucose
	Median	Median	Median	Median	Median	Median	Median
ALL-L1	719.3	52	47	7	46	1.23	127.8
ALL-L2	764	40	57.6	5.79	45.5	1.17	144.2
ALL-L3	607.49	58	23	6.97	40.1	1.46	105

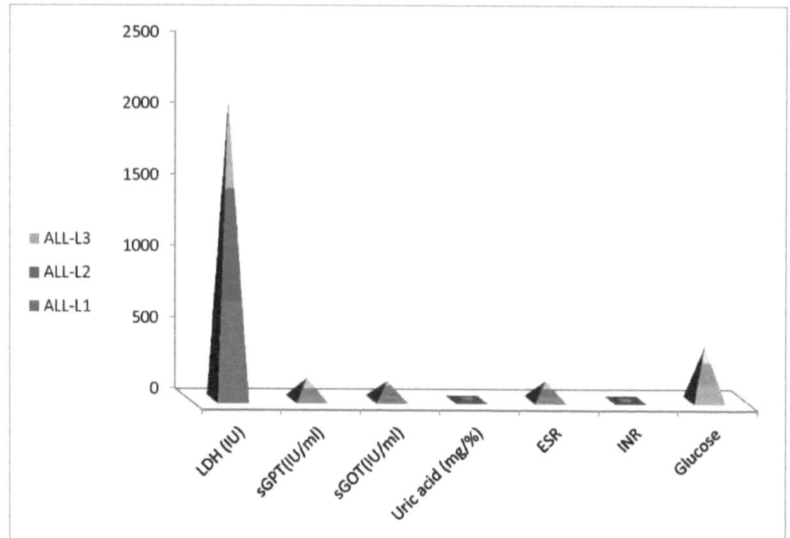

Figura (46): parâmetros laboratoriais da leucemia linfoblástica aguda

GPT: Glutamic Puryvate Transferase; GOT: Glutamic Oxaloacetic Transferase; INR: International Normalize Ratio; ESR: Erythrocyte Sedimentation Rate; LDH: Lactate Dehydrogenase.

8. Imunofenótipo dos casos de LMA e LLA estudados

A Figura (47) mostra a imunofenotipagem dos casos de LLA estudados. As caraterísticas de imunofenotipagem mais abundantes na leucemia linfoblástica aguda (LLA) foram CD19,

CD79a, CD20, CD10, Td T e CD34.

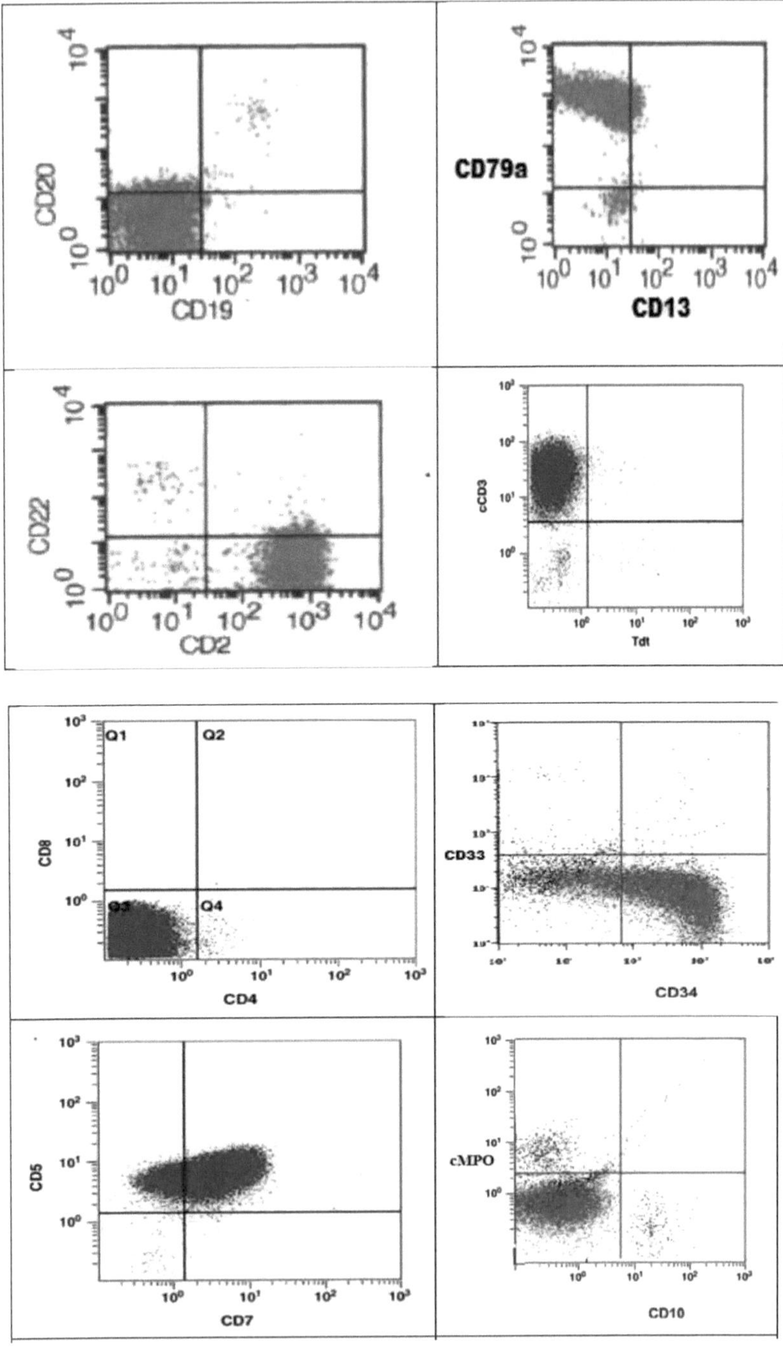

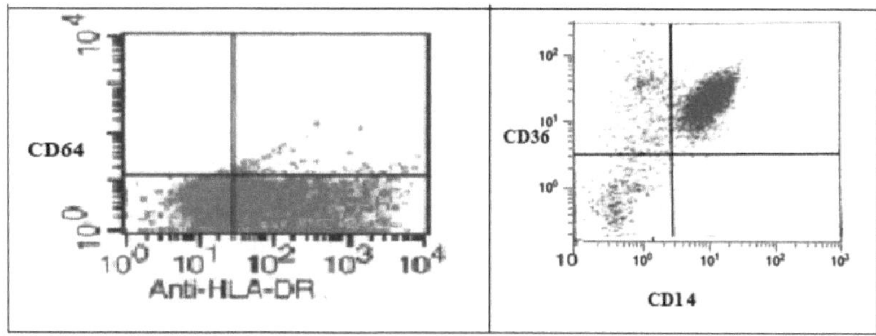

Figura (47): Expressão do Aglomerado de Diferenciação por citómetro de fluxo

9. Imunofenotipagem dos casos estudados

A Tabela (16) e a Figura (48) mostram a distribuição dos caracteres de imunofenotipagem entre os casos de LLA estudados. A expressão de CD2 foi expressa em 38% dos casos de LLA. O CD3 foi expresso apenas em 38% dos casos de LLA. A expressão de CD5 foi expressa em 30% dos casos de LLA. A expressão de CD7 foi expressa em 30% dos casos de LLA. O CD19 foi expresso em 80% dos casos de LLA, respetivamente. A expressão de CD10 em 58% dos casos de LLA. Expressão de CD20 em 58% dos casos de LLA. Expressão de CD22 em 32% dos casos de LLA. Expressão de CD8 apenas em 38% dos casos de LLA. Expressão de CD13 em 8% dos casos de LLA. O CD36 foi expresso em 14% dos casos de LLA. O CD79a foi expresso em 64% dos casos de LLA. A TdT foi expressa apenas em 58% dos casos de LLA. O HLADR foi expresso em 14% dos casos de LLA. A expressão de CD34 foi observada em 44% dos casos de LLA. As caraterísticas de imunofenotipagem mais abundantes na leucemia linfoblástica aguda foram CD19, CD79a, TdT, CD20, CD10 e CD34.

Tabela (16): Imunofenotipagem dos casos estudados.

Immunophenotyping	ALL (n=50)	
	No	%
MPO	0	0
CD3	19	38
CD2	19	38
CD4	0	0
CD5	9	30.0
CD7	15	30.0
CD19	40	80.0
CD10	29	58
CD20	29	58
CD22	16	32
CD8	19	38
CD13	4	8
CD36	7	14
CD79a	32	64
CD14	0	0
CD64	0	0
TdT	29	58
CD117	0	0
HLADR	7	14

CD33	0	0
CD34	22	44

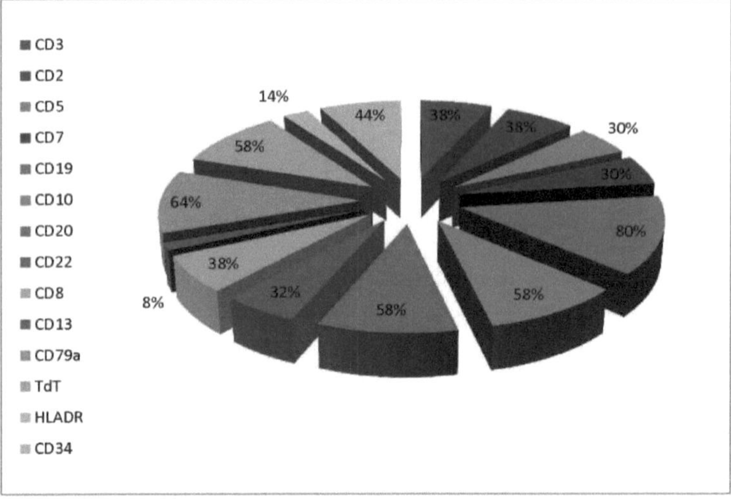

Figura (48): Imunofenotransparência dos casos estudados

10. Caraterísticas dos imunofenótipos

Através das caraterísticas dos imunofenótipos, podemos classificar a leucemia linfoblástica aguda e a leucemia mieloide aguda em subclasses, de acordo com a expressão de grupos de diferenciação presentes na superfície das células.

A Tabela (17) e a Figura (49) mostram a distribuição dos caracteres imunofenotípicos entre os casos dos subtipos LMA e LLA.

A partir dos nossos resultados, concluímos que o cluster de diferenciação se classifica em três grupos principais e pode ser utilizado como marcador de prognóstico para a diferenciação entre leucemia linfoblástica aguda e leucemia mieloide aguda, não só mas também para a diferenciação entre as suas subclasses.

Grupo 1: **Marcadores mieloides** que incluem: CD33, CD117, cMPO, CD14, CD64, CD34.

Grupo2: **Marcadores de células B** que incluem: CD10, CD19, CD20, CD22, CD79a e TdT.

Grupo3: **Marcadores de células T** que incluem: CD2, CD3, CD4, CD5 e CD7.

Alguns casos são considerados casos de bi-fenotipagem que podem exprimir tanto o grupo de diferenciação linfoide como o grupo de diferenciação mieloide. Nestes casos, podemos diferenciá-los utilizando a cMPO, que actua como fator de prognóstico independente para a LMA, em que todos os casos mielóides apresentam resultados positivos para a expressão da cMPO, embora todos os casos linfóides apresentem resultados negativos para a expressão da cMPO.

Além disso, a CD10 e a TdT podem ser utilizadas como factores de prognóstico independentes para diferenciar a LLA da LMA, sendo que os casos de LMA foram negativos para a $CD10^-$ e a TdT^-.

Tabela (17): Caraterísticas dos imunofenótipos na leucemia aguda

Lineage Specific Markers	Acute myeloid leukemia								Acute lymphoblastic leukemia		
	M0	M1	M2	M3	M4	M5	M6	M7	ALL-L1	ALL-L2	ALL-L3
Myeloid Markers											
CD13	50%	83%	57%	100%	100%	50%	100%	50%	0	13%	0
CD33	50%	100%	67%	75%	83%	50%	50%	50%	0	0	0
CD117	100%	83%	33%	75%	100%	100%	100%	50%	0	0	0
Anti-cMPO	100%	100%	100%	100%	100%	100%	100%	100%	0	0	0
CD14	0	0	0	0	100%	100%	0	0	0	0	0
CD64	0	0	71%	75%	50%	40%	0	0	0	0	0
CD34	100%	67%	71%	0	50%	70%	20%	100%	0	67%	22%
B-Cell Markers											
CD10	0	0	0	0	0	0	0	0	25%	78%	100%
CD19	0	50%	0	0	0	0	0	0	0	93%	25%
CD20	0	17%	0	0	0	0	0	0	0	50%	67%
CD22	0	0	43%	0	0	0	0	0	0	53%	0
CD79a	0	0	0	0	20%	30%	0	0%	21%	83%	44%
TdT	0	0	0	0	0	0	0	0	21%	57%	100%
T-Cell Markers											
CD2	0	17%	0	50%	0	0	0	0	25%	11%	0
CD3	0	0	0	0	0	0	0	0	100%	17%	0
CD4	0	0	0	0	30%	40%	0	0	0	0	0
CD5	0	0	0	0%	50%	60%	0	0	87.6%	23%	0
CD7	0	0	0	50%	50%	0	0	0	50%	27%	0

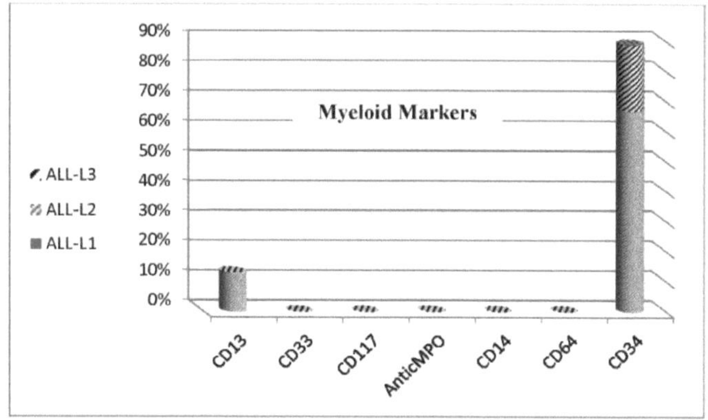

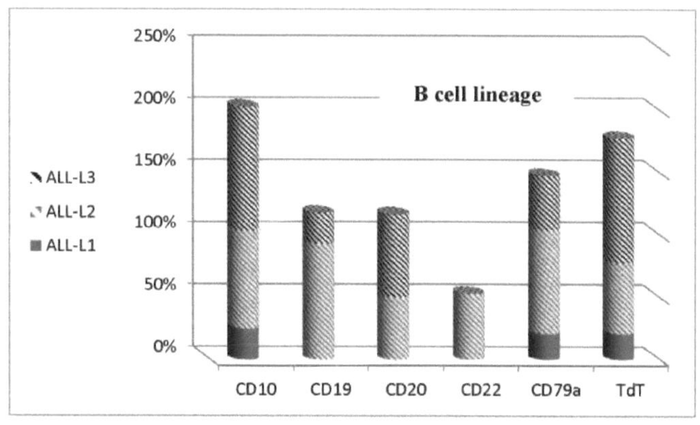

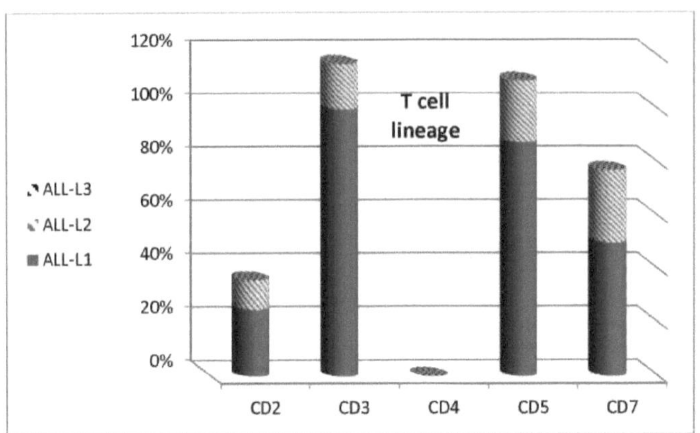

Figura (49): Marcadores específicos de linhagem na leucemia linfoblástica aguda

11. Classificação imunofenotípica dos casos de LLA estudados

Entre os **50** casos de LLA deste estudo, **42** eram de LLA-B, **8** de LLA-T **(Tabela 18) e Figura (50)**

Tabela (18): Classificação imunofenotípica dos casos de LLA estudados.

ALL	No	%
B-ALL	42	84
T-ALL	8	16

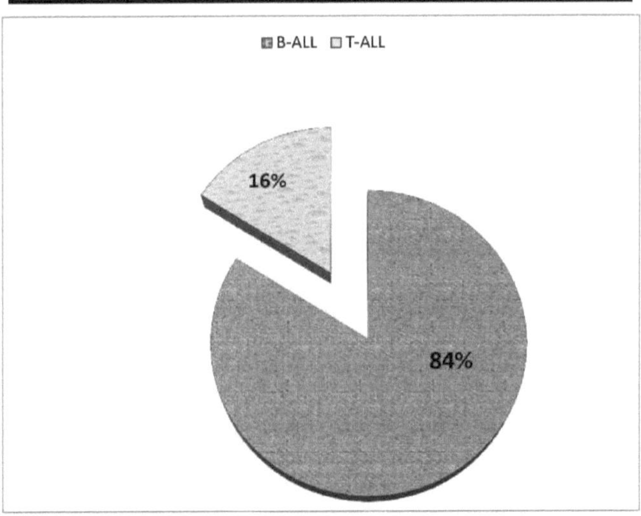

Figura (50): Classificação imunofenotípica dos casos de LLA estudados

12. Correlação entre o imunofenótipo e as caraterísticas clínicas da Leucemia Aguda

A Tabela (19), a Figura (51) a Figura (59) mostram a correlação entre o imunofenótipo e as caraterísticas clínicas da leucemia aguda. Entre 100 casos de leucemia aguda, existe uma correlação significativa entre CD5/CD7/CD14/CD33/CD34, CD13/CD14/CD64, CD4/CD34/CD117, CD4/CD34, CD13 e Idade, CPT, HB, hemácias, respetivamente. cMPO que actua como fator de prognóstico independente para a LMA. CD10 e TdT podem ser utilizados como factores de prognóstico independentes para a LLA.

Tabela (19): Correlação dos Imunofenótipos com as Caraterísticas Clínicas da Leucemia Aguda

CD	Age		Hb		RBCS		WBCs		PLT		LDH	
	P	r	P	r	P	r	P	r	P	r	P	r
CD1a	0.116	0.7	0.425	-0.405	0.652	-0.236	0.516	-0.334	0.887	-0.0753	0.861	0.215
CD2	0.698	0.0875	0.256	0.259	0.672	0.100	0.29	0.2329	0.387	-0.193	0.242	-0.365
CD3	0.253	0.223	0.787	-0.052	0.701	-0.074	0.653	-0.086	0.201	-0.244	0.929	0.022
CD4	0.14	0.414	0.005**	-0.280	0.0003***	-0.356	0.179	-0.38	0.587	-0.158	0.178	-0.437
CD5	0.019*	-0.199	0.352	0.248	0.494	0.178	0.255	0.292	0.151	-0.363	0.345	-0.357
CD7	0.013*	-0.163	0.634	0.12	0.488	0.180	0.595	0.13	0.092	-0.396	0.968	-0.0128
CD8	0.429	0.465	0.141	-0.858	0.828	0.135	0.706	-0.232	0.680	-0.253	0.656	-0.343
CD10	0.220	0.324	0.958	-0.0095	0.691	0.074	0.194	-0.231	0.532	0.112	0.309	0.227
CD13	0.129	0.265	0.559	0.103	0.231	0.217	0.231	-0.408	0.057	-0.377	0.580	-0.127
CD14	<0.0001***	0.451	0.557	-0.143	0.950	-0.016	0.0085	-0.404	0.554	-0.144	0.312	-0.318
CD19	0.203	0.227	0.971	0.0069	0.858	0.034	0.274	-0.202	0.337	0.178	0.287	0.243
CD20	0.098	0.307	0.530	-0.169	0.929	-0.026	0.179	-0.353	0.093	0.433	0.384	0.357
CD22	0.512	0.199	0.131	-0.440	0.594	-0.163	0.450	-0.229	0.321	0.298	0.361	0.457
CD33	<0.0001***	0.522	0.074	-0.330	0.444	-0.14	0.111	-0.291	0.068	-0.33	0.725	-0.088

CD	Age		Hb		RBCS		WBCs		PLT		LDH	
	P	r	P	r	P	r	P	r	P	r	P	r
CD34	<0.0001***	0.447	<0.0001***	-0.834	<0.0001***	-0.404	0.363	0.155	0.925	0.0162	0.321	-0.221
CD36	0.271	0.303	0.157	-0.280	0.443	0.233	0.586	0.152	0.324	0.273	0.129	0.513
CD64	0.080	0.389	0.79	-0.061	0.444	0.186	0. 37	-0.456	0.134	-0.337	0.711	0.113
CD79	0.445	0.186	0.859	-0.043	0.360	0.222	0.375	-0.215	0.211	0.300	0.196	-0.421
CD117	0.428	0.145	0.0517	-0.386	0.164	-0.26	0.889	0.0255	0.056	-0.341	0.504	-0.150
HLADR	0.378	0.166	0.097	-0.314	0.204	-0.238	0.532	-0.118	0.809	-0.045	0.171	0.422
TdT	0.394	0.196	0.286	-0.194	0.927	0.021	.456	.105	0.896	-0.030	0.252	0.284
cMPO	0.333	0.176	0.231	0.245	0.730	-0.065	0.449	-0.138	0.070	-0.323	0.171	0.422

WBCs: Contagem de glóbulos brancos; **Hb:** Concentração de hemoglobina; **PLT:** Plaquetas; **RBCs:** Glóbulos vermelhos; **LDH:** Lactato desidrogenase; **CD:** Cluster de diferenciação

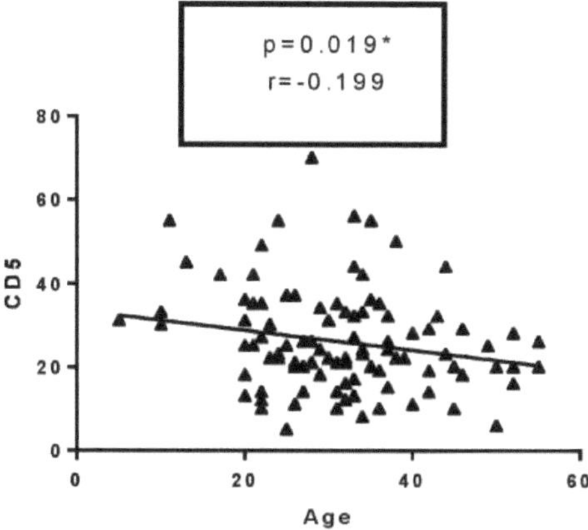

Figura (51): Correlação negativa entre CD5 e Idade

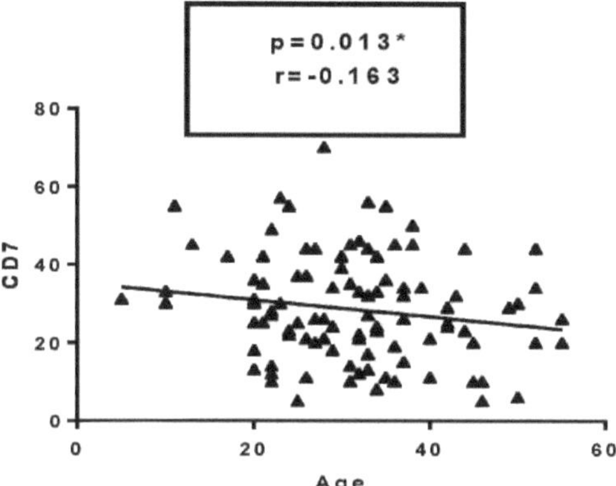

Figura (52): Correlação negativa entre CD7 e idade

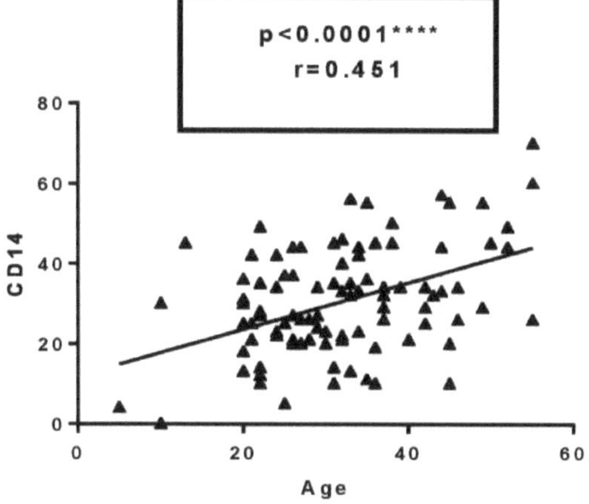

Figura (53): Correlação positiva entre CD14 e idade

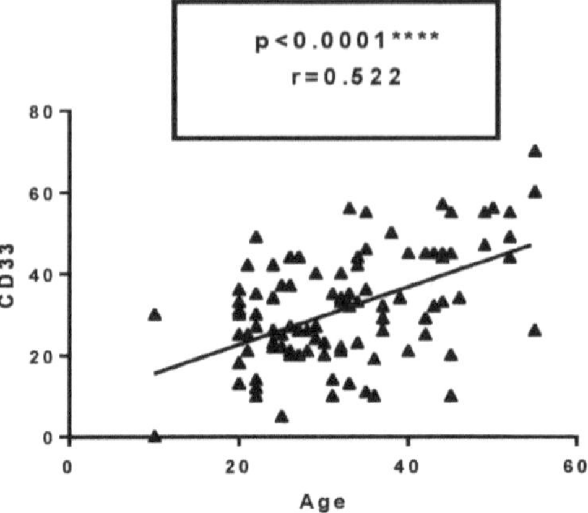

Figura (54): Correlação positiva entre CD33 e idade

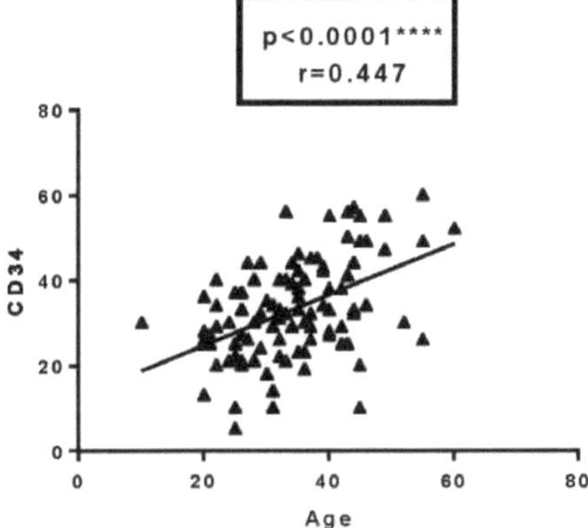

Figura (55): Correlação positiva entre CD34 e Idade

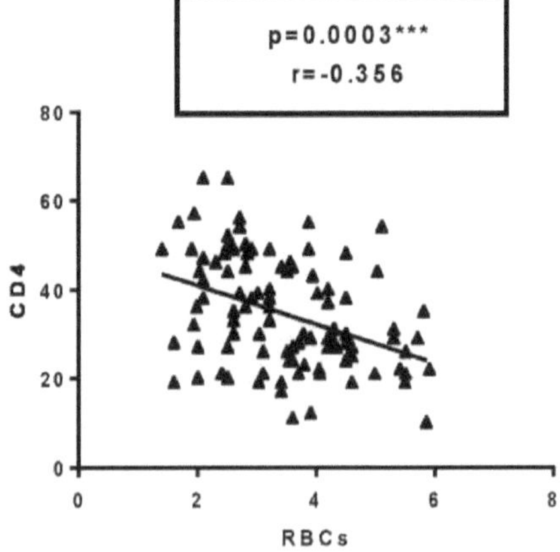

Figura (56): Correlação negativa entre CD4 e hemácias

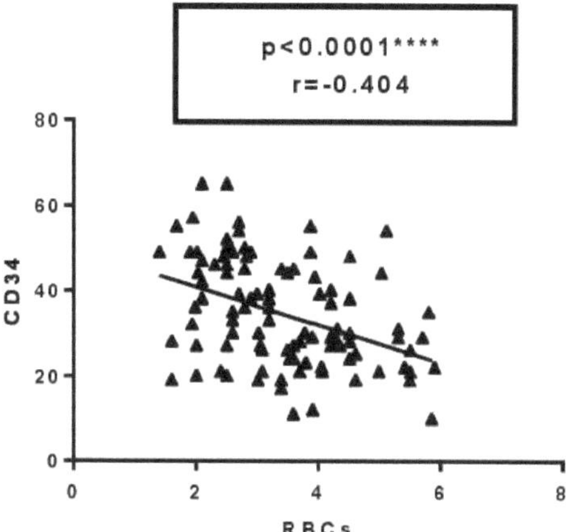

Figura (57): Correlação negativa entre CD34 e RBCs

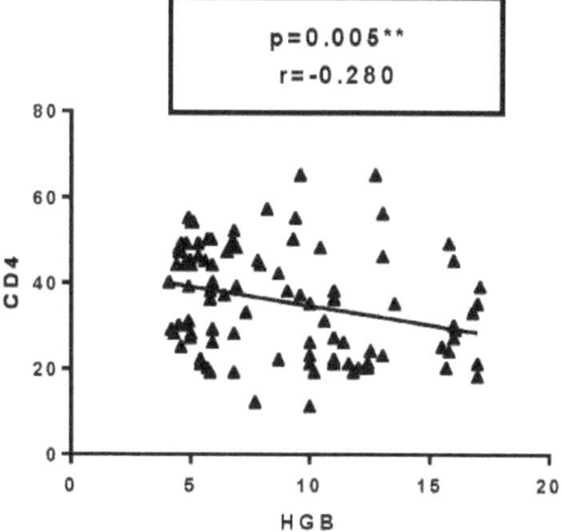

Figura (58): Correlação negativa entre CD4 e HGB

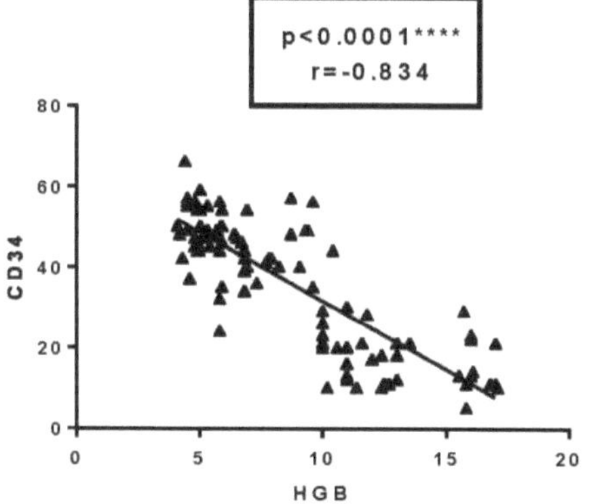

Figura (59): Correlação negativa entre CD34 e HGB

13. Evolução clínica dos casos estudados

A Tabela (20) e a Figura (60) mostram a evolução clínica dos casos estudados. Não foram encontradas diferenças significativas entre os grupos LMA e LLA em relação ao desfecho clínico.

Tabela (20): Evolução clínica dos casos estudados

Clinical outcome	ALL (n=50)	
	No.	%
CR	29	58
Refractory	14	28
Induction death	7	14
Relapse	7	14
Total death	25	50.0

NB. Falha de CR= RD +ID.

RC: Remissão completa

LLA: Leucemia linfoblástica aguda

O destino dos doentes após a terapêutica de indução (RC, refratário ou morte por indução) a soma destes deve ser igual ao total. Acrescentámos uma linha para a morte por indução.

Enquanto a recaída ocorre apenas após a RC. RC=recaída + RC contínua

Morte total = morte na indução + morte após o tratamento

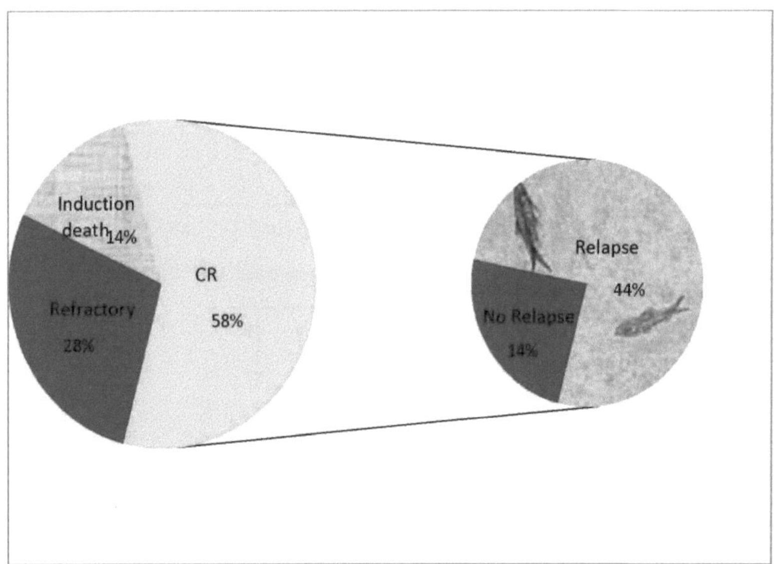

Figura (60): Resultado dos casos de LLA estudados. (RC: Remissão completa)

14. Sobrevivência dos casos de leucemia aguda

A Tabela (21) e a Figura (61) mostram a sobrevivência global e livre de doença de todos os casos estudados.

Tabela (21): Sobrevivência de todos os casos estudados

Survival	ALL (n=50)				*P*
	Cumulative Survival (%)	Mean (months)	CI 95%		
OS	67.5	28.565	21.916	35.215	0.684
DFS	72.4	33.385	26.893	39.877	0.666

Sobrevivência cumulativa: Proporção cumulativa de sobreviventes aos 18 meses; **IC 95%:** Intervalo de confiança a 95%; **OS**: Sobrevivência global, **DFS**: Sobrevivência livre de doença; **ALL**: Leucemia linfoblástica aguda; **LMA**: Leucemia mieloide aguda

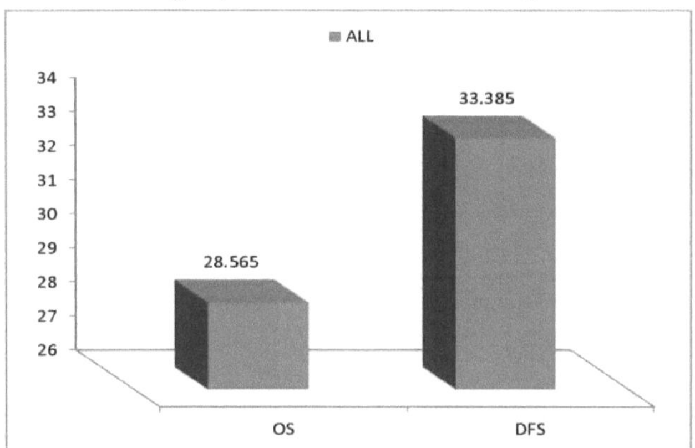

Figura (61): Sobrevivência de todos os casos estudados.
OS: Sobrevivência global, **DFS:** Sobrevivência livre de doença; **ALL**: Leucemia linfoblástica aguda; **LMA**: Leucemia mieloide aguda

15. Curva de amplificação para o gene FHIT

A figura (62) mostra o gráfico de amplificação do gene FHIT utilizando a PCR quantitativa em tempo real

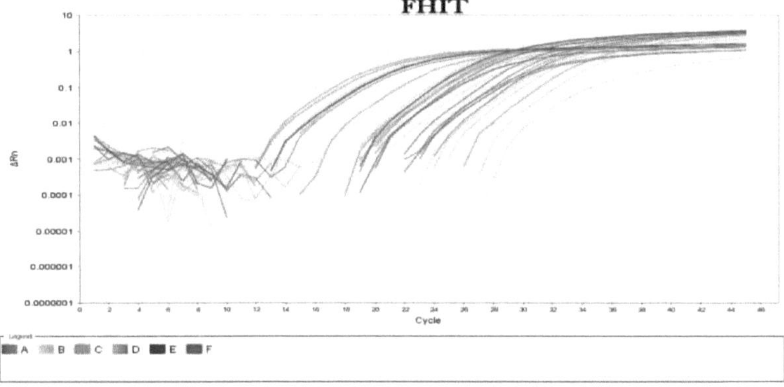

Figura (62): Curva de amplificação do gene FHIT (A: Fase de platô; B: Fase linear; C: Fase exponencial (geométrica); D: Fundo; E: Linha de base.

16. Expressão dos genes em casos de leucemia aguda e em indivíduos de controlo

A Tabela (22) e a Figura (63) mostram a comparação entre a CT e a expressão de FHIT em doentes com leucemia linfoblástica aguda e indivíduos de controlo. Verificou-se um aumento significativo da FHIT CT e uma diminuição significativa da sua expressão na LLA, em comparação com os indivíduos do grupo de controlo.

Tabela (22): Comparação entre a CT e a expressão do FHIT em doentes com leucemia aguda e indivíduos de controlo

		Control (n=50)	ALL (n=50)	P^2
CT	Median (Range)	26.45 (26.4-30.7)	31.44 (18.3-39.4)	0.019* ▲
	Mean ± SD	27.71±2.03	29.74±5.02	
Expression	Median (Range)	0.18 (0.047-35.8)	0.02 ($2.01X10^{-4}$-35)	<0.001** ▼
	Mean ± SD	14.37±17.91	2.49±7.37	

P^1 , comparação entre LMA versus controlo; p^2 , comparação entre LLA versus controlo; p^3 , comparação entre LLA versus LMA; *: P <0,05 significativo; **: P<0,001 altamente significativo; ***: P <0,0001 extremamente significativo; **LLA**: Leucemia linfoblástica aguda; **LMA**: Leucemia mieloide aguda; **FHIT**: tríade frágil de histidina; **WWOX**: Oxidorredutase contendo o domínio WW; **CT**: limiar do ciclo.

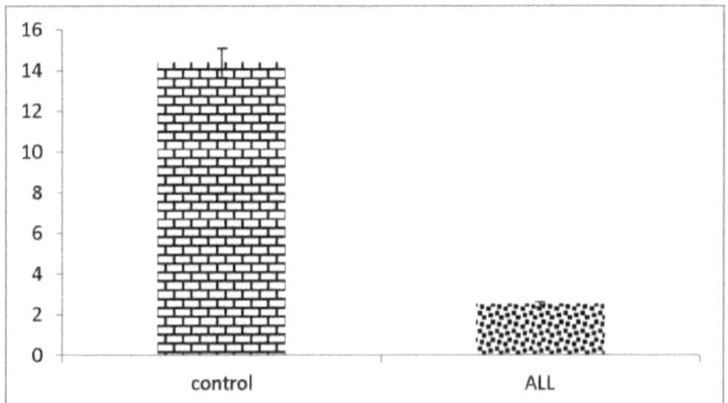

Figura (63): Expressão do gene FHIT nos diferentes grupos estudados

LLA: Leucemia linfoblástica aguda; **LMA**: Leucemia mieloide aguda; **FHIT**: tríade frágil de histidina.

17. Expressões do gene FHIT em casos de leucemia aguda

A Tabela (23) e a Figura (64) mostram a comparação entre as expressões alta e baixa do gene FHIT em doentes com leucemia aguda. Registaram-se diferenças significativas na expressão do gene FHIT na LLA quando se comparou o grupo de alta expressão com o grupo de baixa expressão. A expressão do gene FHIT foi classificada em dois grupos de alta e baixa expressão de acordo com a mediana, os doentes que expressam o gene menos do que a mediana pertencem ao grupo de baixa expressão, enquanto os doentes que expressam o gene mais do que a mediana pertencem ao grupo de alta expressão.

Tabela (23): Comparação entre a expressão alta e baixa de FHIT em doentes com leucemia linfoblástica aguda

Expression	ALL (n=50)		
	<median	≥median	*P*
FHIT Median (range)	25	25	
	0.004 (0.0002-0.018)	0.139 (0.021-35.02)	<0.001**

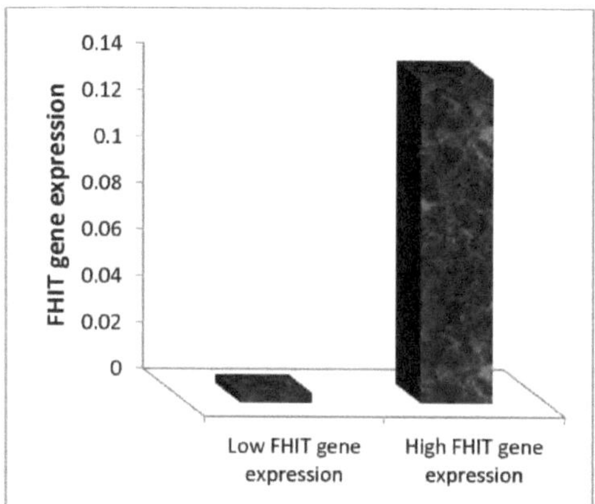

Figura (64): Comparação entre as expressões do gene FHIT nos grupos alto e baixo em casos de LLA

18. Comparação da idade e do género de acordo com a expressão do gene FHIT em todos os doentes estudados

A Tabela (24), a Figura (65) a Figura (66), mostram a comparação da idade e do género de acordo com a expressão do gene FHIT em todos os doentes estudados.

Não foram encontradas diferenças significativas em termos de idade e género entre os grupos com elevada e baixa expressão do gene FHIT em ALL.

Tabela (24): Comparação da idade e do género de acordo com a expressão do gene FHIT em todos os doentes estudados

Expression	Groups	ALL (n=50)			
		Total	<median	≥median	*P*
FHIT	Total	50	25	25	
	Age	38.40±13.449	35.27 ±13.150	41.53 ±13.442	0.207
	Male	33 (66)	16 (64)	17 (68)	1
	Female	17 (34)	9 (36)	8 (32)	

ALL: leucemia linfoblástica aguda; FHIT: tríade frágil de histidina

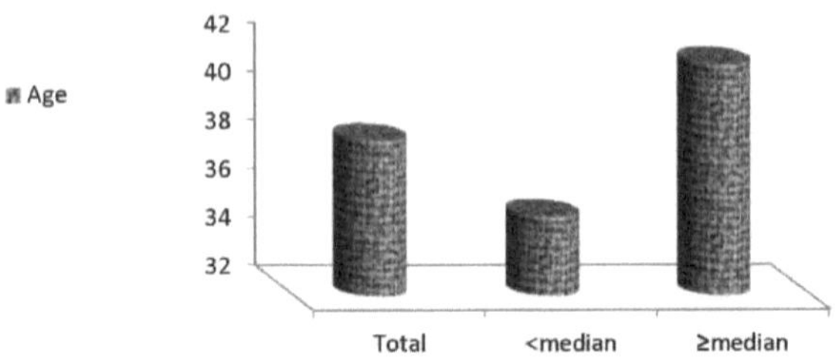

Figura (65): comparação entre a idade e a expressão do gene FHIT na LLA

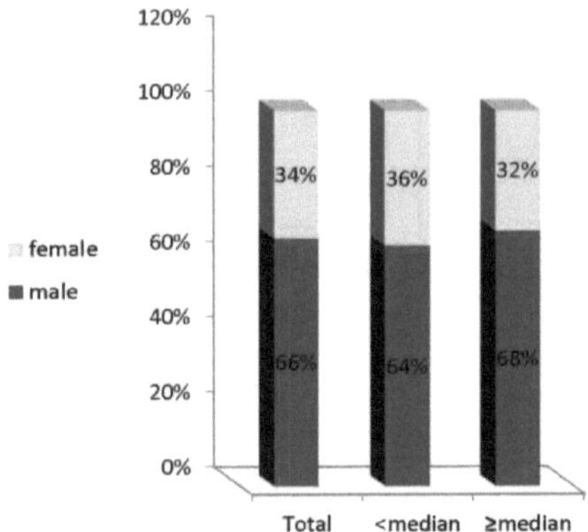

Figura (66):Comparação do género de acordo com a expressão do gene FHIT na LLA

19. Comparação dos dados clínicos de acordo com a expressão dos genes FHIT em doentes com leucemia linfoblástica aguda

A Tabela (25) e a Figura (67) mostram a comparação dos dados clínicos de acordo com a expressão dos genes FHIT em doentes com leucemia linfoblástica aguda.

Os resultados revelaram que não foram encontradas diferenças significativas entre as expressões de genes FHIT altas e baixas relativamente aos dados clínicos.

Tabela (25): Comparação dos dados clínicos de acordo com a expressão dos genes WWOX e FHIT em doentes com leucemia linfoblástica aguda

Expression	Groups	ALL (n=50)						
		Total cases (50 case)		<median		≥median		*P*
FHIT		N	%	N	%	N	%	
	Total	50		25		25		
	Fever /infection	39	78	20	80.0	19	76	0.080
	Fatigue	40	80.0	20	80.0	20	80.0	1
	Weight loss	40	80.0	20	80.0	20	80.0	0.651
	Pallor	37	74	20	80	17	68	0.682
	Bleeding tendency	35	70.0	19	76	16	64	1
	Splenomegaly	29	58	13	52	16	64	0.713
	Hepatomegaly	27	54	17	68	10	40	0.143
	Lymphadenopathy	29	58	19	76	10	40	0.0713

ALL: leucemia linfoblástica aguda; **FHIT**: tríade frágil de histidina.

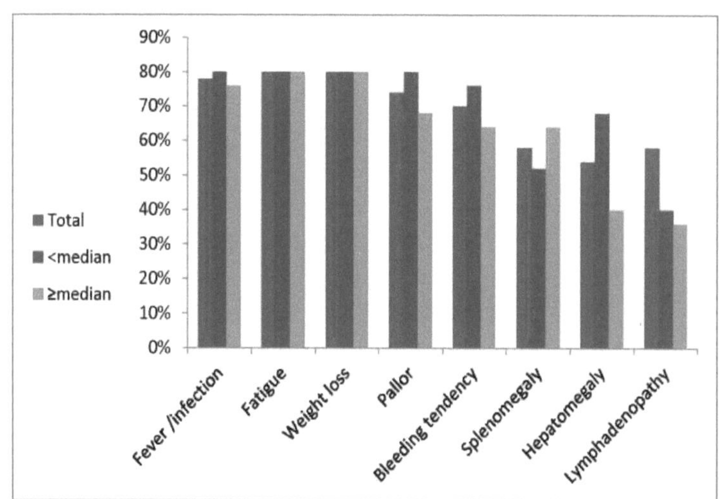

Figura (67): comparação dos dados clínicos de acordo com a expressão do gene FHIT em doentes com leucemia linfoblástica aguda

20. Comparação dos dados hematológicos de acordo com a expressão do gene FHIT em todos os doentes estudados

A Tabela (26), Figura (68), mostra a comparação dos dados hematológicos de acordo com a expressão do gene FHIT em todos os pacientes estudados.

Não foram encontradas diferenças significativas entre as expressões elevadas e baixas do gene FHIT relativamente aos dados hematológicos; espera-se que exista uma correlação significativa entre a expressão do FHIT e a incidência de leucocitose em doentes com leucemia linfoblástica aguda.

Tabela (26): Comparação dos dados hematológicos de acordo com a expressão dos genes WWOX e FHIT em todos os pacientes estudados

Expression	Groups	ALL(n=50)				
		<median		≥median		*P*
		Mean±SD	Range	Mean±SD	Range	
FHIT	Total	25		25		
	Total leucocytic count ($X10^9/L$)	56.000±46.32▲	5.1-225	17.000±5.29	3.7-224	0.0213*
	Hemoglobin concentration (g/dL)	8.000±1.7▼	4.8-12.7	9.600±3.41	6.8-11	0.406
	Platelets ($X10^9/L$)	29.00±11.2▼	15-307	50.00±4.5	4-236	0.0133*
	Peripheral blasts (%)	46.00±40.1▲	16-67	45.00±25.3	21-54	0.755
	Bone marrow blasts (%)	65.00±56.2▲	24-89	55.00±30.2	23-78	0.755
	ESR (mm/hr)	27.00±7.5▲	5-90	21±10.56	4-92	0.360
	INR	1.130±0.32▲	1.0	1.100±0.54	1.0	0.812

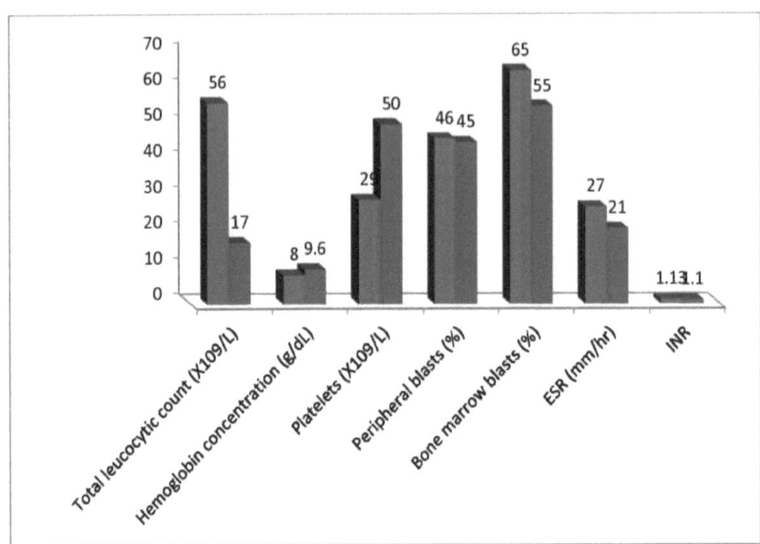

Figura (68): Comparação dos dados hematológicos de acordo com a expressão do gene FHIT na leucemia linfoblástica aguda

21. Comparação dos dados de química clínica de acordo com a expressão do gene FHIT em todos os doentes estudados

A Tabela (27), a Figura (69) e a Figura (70) mostram a comparação dos dados de química clínica de acordo com a expressão do gene FHIT em todos os pacientes estudados.

Não foram encontradas diferenças significativas entre as expressões de genes FHIT altas e baixas relativamente aos dados de química clínica.

Tabela (27): Comparação dos dados de química clínica de acordo com a expressão do gene FHIT em doentes com LLA

Expressio	Groups	ALL (n=50)				
		<median		≥median		*P*
		Mean±SD	Range	Mean±SD	Range	
FHIT	Total	25		25		
	AST (IU/L)	43.00±40.2	23-178	34.00±20.1	15-304	0.114
	ALT (IU/L)	51.70±30.2	15-84	34.00±19.8	13-292	0.135
	Albumin (g/dL)	4.000±3.9	3.2-4.6	4.000±3.21	3.0-5.1	0.618
	Bilirubin (mg/dL)	1.000±0.46	.6-1.4	.900±0.57	.7-1.8	0.832
	Glucose (mg/dL)	156.51±120.34	87-340	120.00±9.4	74-520	0.589
	Creatinine (mg/dL)	1.2±0.98	.6-5.4	1.200±0.36	.7-2.4	0.632
	Uric acid (mg/dL)	7±4.5	1-20.3	7±4.3	1-16	0.601
	LDH (IU/L)	1366±793.2	234-3524	797.00±384	242-4274	0.245

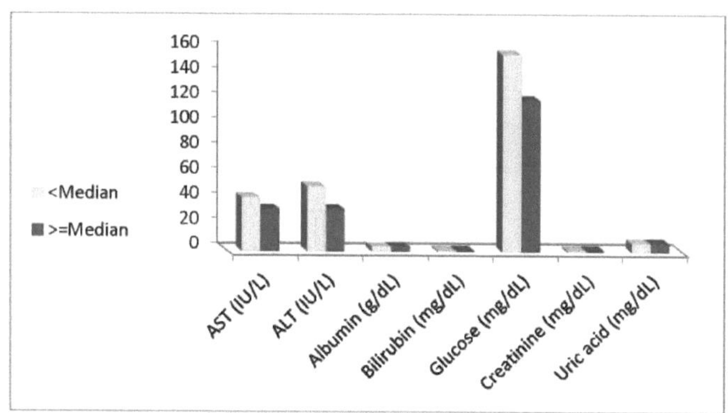

Figura (69): Comparação dos dados de química clínica de acordo com a expressão do gene FHIT na leucemia linfoblástica aguda

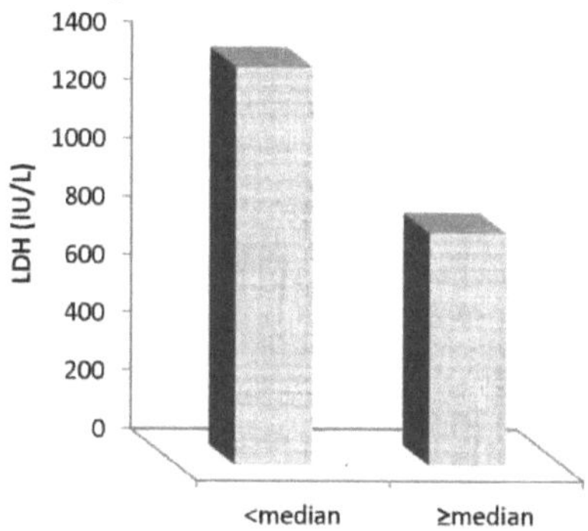

Figura (70): Comparação do nível de LDH de acordo com a expressão do gene FHIT na leucemia linfoblástica aguda

LDH: Lactato desidrogenase; **AST**: Transaminases do ácido aspártico**; ALT**: Transaminases da alanina **ALL**: Leucemia linfoblástica aguda; **FHIT**: tríade frágil de histidina.

22. Comparação dos imunofenótipos de acordo com a expressão do gene FHIT nos doentes estudados com LLA

A Tabela (28) e a Figura (71) mostram a comparação dos imunofenótipos de acordo com a expressão do gene FHIT nos doentes com LLA estudados.

Não foram encontradas diferenças significativas entre as expressões de genes FHIT altas e baixas relativamente aos imunofenótipos.

Tabela (28): Comparação dos imunofenótipos de acordo com a expressão do gene FHIT nos pacientes estudados com LLA

Immunophenotype subtypes			ALL				
			<median		≥median		*p*
Total			25		25		
	N	%	N	%	N	%	
B-ALL	42	84	20	80.0	22	88	1
T-ALL	8	16	5	20.0	3	12	

ALL: leucemia linfoblástica aguda; **FHIT**: tríade frágil de histidina.

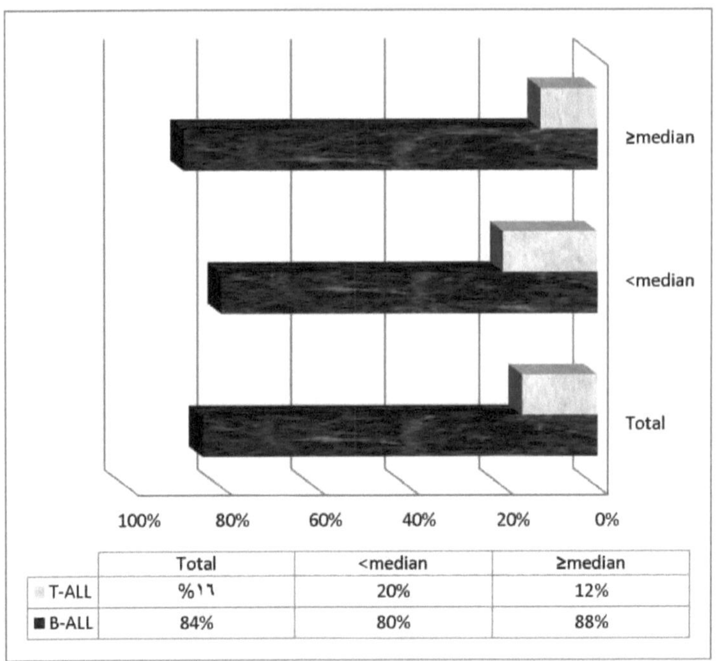

Figura (71): Comparação dos imunofenótipos de acordo com a expressão do gene FHIT na leucemia linfoblástica aguda

26. Comparação dos subtipos de FAB de acordo com a expressão do gene FHIT em casos de leucemia aguda

A Tabela (29) e a Figura (72) mostram a comparação dos subtipos FAB de acordo com a expressão dos genes FHIT nos doentes com LLA estudados. Verificou-se uma heterogeneidade da expressão de FHIT entre os doentes com LLA com diferentes subtipos de FAB.

A expressão elevada de FHIT foi associada aos subtipos L1 FAB, enquanto os subtipos L2 FAB se correlacionaram com a expressão baixa de FHIT em casos de LLA **(Figura 72).**

Tabela (29): Comparação dos subtipos de FAB de acordo com a expressão dos genes FHIT em pacientes com LLA

	Expression			FHIT				
				<median		≥median		P
ALL (n=50)	Total			25		25		
	L1	14	28	6	24	8	32	0.433
	L2	30	60	16	64	14	56	
	L3	6	12	3	12	3	12	

ALL: leucemia linfoblástica aguda; **FHIT**: tríade frágil de histidina

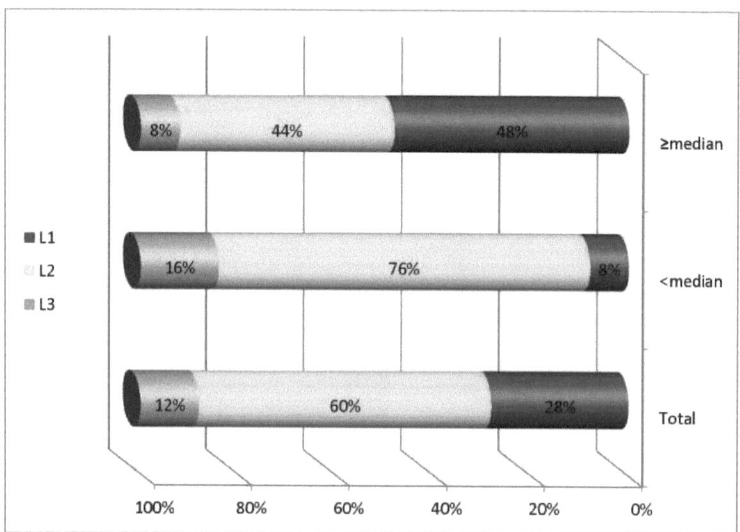

Figura (72): Comparação dos subtipos de FAB de acordo com a expressão do gene FHIT na leucemia linfoblástica aguda

24. Comparação do resultado de acordo com a expressão do gene FHIT em casos de leucemia linfoblástica aguda

A Tabela (30) e a Figura (73) mostram a comparação dos resultados de acordo com a expressão do gene FHIT nos doentes com LLA estudados.

Os doentes que expressaram o gene FHIT numa mediana baixa atingiram uma remissão completa (RC) em taxas significativamente mais baixas na LLA quando comparados com os doentes que expressaram o gene FHIT acima da mediana.

Enquanto os doentes que expressaram o gene FHIT numa mediana baixa tiveram uma frequência significativamente mais elevada de doença refractária no grupo ALL e de taxa de mortalidade e não tiveram uma frequência estatisticamente mais elevada de doença com taxa de recaída em doentes com leucemia linfoblástica aguda quando comparados com os doentes que expressaram o gene FHIT acima da mediana

Tabela (30): Comparação dos resultados de acordo com a expressão dos genes FHIT em doentes com LLA

Expression	ALL (n=50)				
	<median		≥median		P
FHIT	25		25		
	N	%	N	%	
	11	44	18	72	0.0439*▼
	10	40	4	16	0.0151*▲
	4	16	3	12	1▲
	5	20	2	8	1▲
	18	72	7	28	0.065▲

CR: Remissão completa; **WWOX**: domínio WW contendo Oxidoreductase; **FHIT**: FHIT: tríade frágil de histidina; *: P <0,05 significativo; **: P<0,001 altamente significativo; **ALL**: Leucemia linfoblástica aguda; **LMA**: Leucemia Mieloide Aguda.

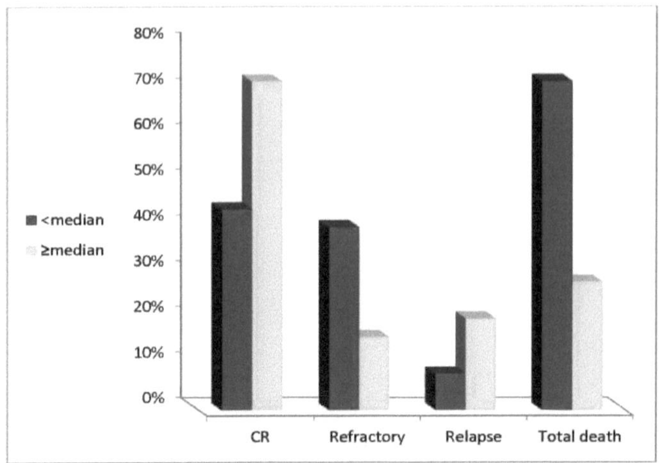

Figura (73): Comparação do resultado de acordo com a expressão do gene FHIT na LLA

25. Tempos de sobrevivência de acordo com a expressão do gene FHIT em casos de leucemia aguda

A análise de Kaplan-Meier mostrou que a sobrevivência dos doentes com elevada expressão do gene FHIT era significativamente mais longa do que a dos doentes com baixa expressão do gene FHIT

A Tabela (31) mostra a relação entre os tempos de sobrevivência de acordo com as expressões do gene FHIT em todos os indivíduos estudados. A OS foi significativamente mais curta nos doentes que expressaram FHIT abaixo da mediana nos grupos de LLA, quando comparados com os doentes que expressaram FHIT acima da mediana, que têm uma OS mais longa na LLA. Além disso, a DFS não foi estatisticamente mais curta nos doentes que expressaram FHIT abaixo da mediana nos grupos de LLA, em comparação com os doentes que expressaram FHIT acima da mediana, que têm uma DFS mais longa na LLA.

Tabela (31): Relação entre os tempos de sobrevivência de acordo com as expressões dos genes WWOX e FHIT em todos os indivíduos estudados

Groups	< median				≥median				*p*
	Cumulative Survival (%)	Mean (months)	CI 95%		Cumulative Survival (%)	Mean (months)	CI 95%		
OS	57.1	23.210▼	14.426	31.993	86.7	36.888▲	29.713	44.062	0.017*
DFS	71.1	32.311▼	19.474	39.148	100	40.571▲	38.898	42.245	0.065

RC: Remissão completa

WWOX: Oxidoredutase com domínio WW.

FHIT: FHIT: tríade frágil de histidina

LLA: Leucemia linfoblástica aguda

LMA: Leucemia mieloide aguda

OS: sobrevivência global
DFS: sobrevivência livre de doença
IC: intervalo de confiança
Sobrevivência cumulativa: proporção cumulativa de sobreviventes aos 18 meses.
*: P<0,05 significativo; **: P<0,001 altamente significativo.

26. Análise univariada e multivariada para a previsão de OS em casos de leucemia aguda

A Tabela (32), a Figura (74) e a Figura (75) mostram a análise univariada e multivariada para a previsão da OS em todos os doentes estudados. A aplicação da idade, dos blastos de BM, dos imunofenótipos e da expressão do gene FHIT revelou que um FHIT elevado era um fator de previsão independente para uma maior duração da OS em doentes com LLA. As curvas de sobrevivência determinadas pelo método de Kaplan-Meier e a análise univariada demonstraram que a expressão reduzida de FHIT estava associada a um mau resultado (P = 0,021, p = 0,025), (pelo teste log-rank) na LLA.

A análise multivariada do modelo de risco proporcional de Cox foi utilizada para testar a significância do fator prognóstico dependente para a sobrevivência entre os doentes com leucemia linfoblástica aguda. A análise multivariada utilizando o modelo de risco proporcional de Cox stepwise demonstrou que os doentes com baixa expressão de FHIT ainda tendiam a ter uma sobrevida fraca (P = 0,044) na LLA. Os doentes com baixa expressão de FHIT foram 1,24 (IC 95%: 0,07- 3,834), 1,22 (IC 95%: 0,057- 3,846)

A partir deste resultado, parece que as expressões do gene FHIT podem ser fortes preditores independentes do resultado na leucemia linfoblástica aguda.

Tabela (32): Análise univariada e multivariada para predição de OS em todos os pacientes estudados

	Univariate				Multivariate			
	P	HR	95% CI		*P*	HR	95% CI	
Age (years)	0.194	0.963	0.921	1.006	0.125	0.957	0.904	1.012
BM blasts (%)	0.556	1.008	0.981	1.036	0.608	1.008	0.978	1.039
Immunophenotypes	0.899	0.907	0.200	4.107	0.295	0.383	0.064	2.306
FHIT(below median versus above median)	0.025*	1.24▲	0.070	3.834	0.028*	1.22▲	0.057	3.846

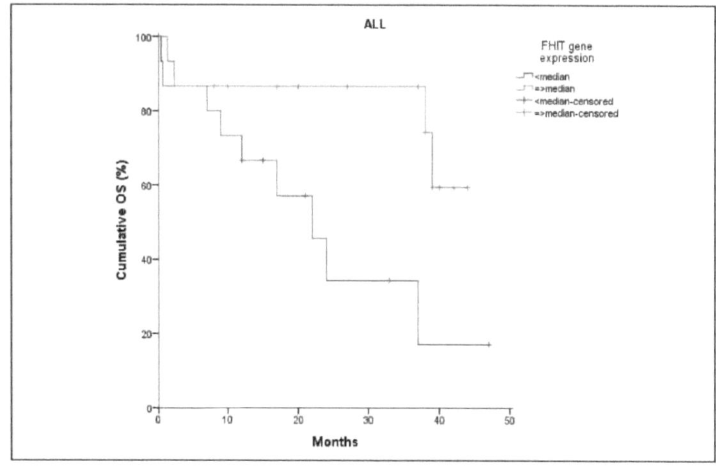

FHIT: tríade frágil de histidina; **ALL:** Leucemia linfoblástica aguda**; BM** blastos: Medula óssea; **OS**: sobrevida global; **DFS**: sobrevida livre de doença; **IC**: intervalo de confiança; **Sobrevida cumulativa**: proporção cumulativa sobrevivente aos 18 meses; *: P= <0,05 significativo; A: Taxa de aumento; ▼: Taxa de diminuição.

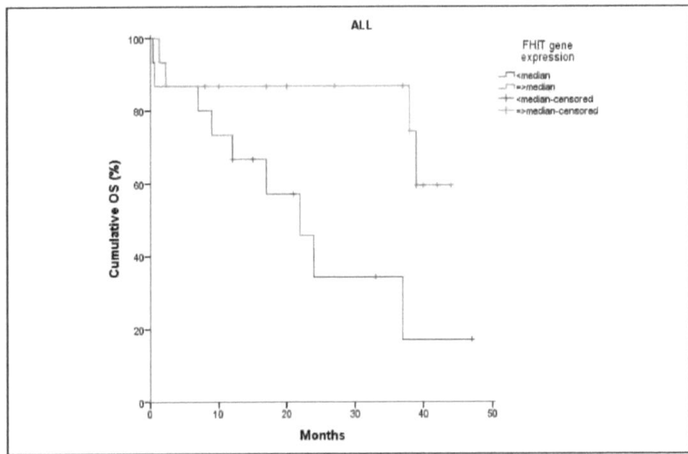

Figura (74): Sobrevivência global dos doentes com LLA de acordo com a expressão do gene FHIT.

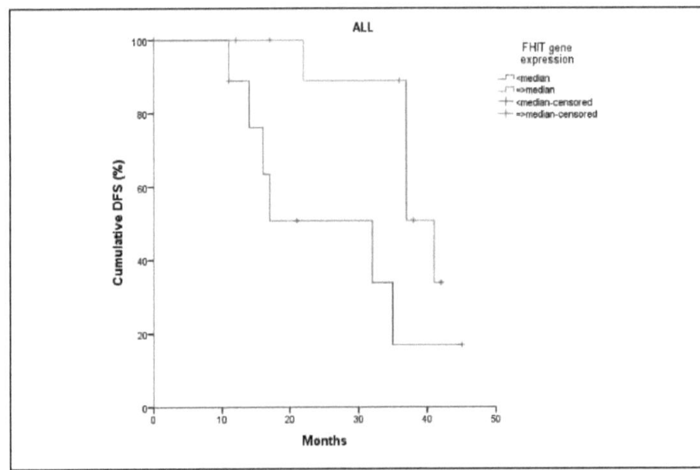

Figura (75): Sobrevida livre de doença de pacientes com LLA de acordo com a expressão do gene FHIT.

27. Análise de regressão logística multivariada de biomarcadores associados ao risco de remissão completa em doentes com leucemia aguda

No presente estudo, a análise de regressão logística multivariada dos biomarcadores associados ao risco de remissão completa em doentes com leucemia aguda, na **Tabela (33)**, mostra que uma expressão elevada do gene FHIT aumenta a taxa de remissão completa (odd ratio 1,9, intervalo de confiança de 95%, 0,0473,35; P = 0,039) quando comparada com uma expressão baixa do gene FHIT em casos de LLA.

O gene FHIT foi considerado um fator de proteção independente contra a remissão completa na LLA.

Tabela (33): Análise de regressão logística multivariada dos biomarcadores associados ao risco de remissão completa em doentes com leucemia aguda

Covariate	P	OR	95% CI	
Age (years)	0.267	0.953	0.875	1.038
BM blasts (%)	0.932	0.998	0.950	1.048
Immunophenotypes	0.408	0.272	0.012	5.947
FHIT (above median versus below median)	0.039*	1.9▲	0.047	3.354

FHIT: tríade frágil de histidina; **ALL**: Leucemia linfoblástica aguda; **BM** blastos: Medula óssea; **OR**: Odd Ratio; **IC**: intervalo de confiança; *: P <0,05 significativo; **: p<0,001 altamente significativo

28. Análise de regressão logística multivariada de biomarcadores associados ao risco de recaída em doentes com leucemia aguda

Na **Tabela (34),** a análise de regressão logística multivariada dos biomarcadores associados ao risco de recaída em doentes com leucemia aguda mostra que a baixa expressão do gene FHIT aumenta a taxa de recaída (odd ratio 1,1, intervalo de confiança de 95%, 0,006-2,058; P = 0,0139) quando comparada com a alta expressão do gene FHIT em casos de LLA.

Os genes FHIT foram considerados factores protectores independentes contra a recidiva na LLA.

Tabela (34): Análise de regressão logística multivariada dos biomarcadores associados ao risco de recidiva em doentes com leucemia aguda

Covariate	P	OR	95% CI	
Age (years)	0.737	1.019	0.913	1.138
BM blasts (%)	0.149	1.102	0.201	1.915
Immunophenotypes	0.993	0.980	0.014	8.660
FHIT (below median versus above median)	0.0139*	1.1▲	0.006	2.058

FHIT: tríade frágil de histidina; **ALL**: Leucemia linfoblástica aguda**;** **BM** blastos: Medula óssea; **OR**: Odd Ratio; **CI**: intervalo de confiança;*: P <0,05 significativo.

29. Análise de regressão logística multivariada de biomarcadores associados ao risco de refractariedade em doentes com leucemia aguda

A Tabela (35) mostra que a baixa expressão do gene FHIT aumenta a taxa de refractariedade (odd ratio 1,27, intervalo de confiança de 95%, 0,08-3,24; P = 0,03) quando comparada com a alta expressão do gene FHIT em casos de LLA.

Tabela (35): Análise de regressão logística multivariada dos biomarcadores associados ao risco de refractariedade em doentes com leucemia aguda

Covariate	P	OR	95% CI	
FHIT (below median versus above median)	0.1	1.47▲	0.19	2.5
Age (years)	0.32	0.68	0.43	1.9
BM blasts (%)	0.33	1.38	0.68	2.8
Immunophenotypes	0.5	0.43	0.115	4.98
FHIT (below median versus above median)	0.03*	1.27▲	0.08	3.24

FHIT: tríade frágil de histidina; **ALL**: Leucemia linfoblástica aguda**;** **BM** blastos: Medula óssea;

OR: Odd Ratio; **CI**: intervalo de confiança; *: $P < 0,05$ significativo.

Odds ratio (OR): descreve a probabilidade do gene observado nos casos de leucemia em comparação com os controlos

CAPÍTULO 5

V. Debate

A leucemia foi reconhecida pela primeira vez por Donne, ao efetuar o primeiro exame microscópico de um esfregaço periférico de um doente com leucemia em 1837. Antes da descoberta do primeiro medicamento anti-leucémico (aminopterina) no final da década de 1940, havia pouca esperança de sobrevivência para os doentes com leucemias agudas. Desde a década de 1960, o prognóstico para as crianças com leucemia aguda melhorou e a maioria dos doentes tem uma sobrevivência prolongada sem doença devido ao aperfeiçoamento das técnicas e da terapêutica.

A leucemia linfoblástica aguda (LLA) continua a ser uma das neoplasias malignas mais desafiantes em adultos, especialmente no que diz respeito à terapia, imunofenotipagem e estudos citogenéticos e moleculares **(Mona et al., 2014).** No entanto, a maioria dos estudos centrou-se em crianças e, por conseguinte, uma caraterização molecular profunda dos adultos continua a ser um desafio. As alterações epigenéticas são de grande importância para o desenvolvimento da leucemia **(Chen et al., 2013)**' Em doentes com leucemia linfocítica aguda (LLA), a apresentação clínica é geralmente inespecífica, incluindo fadiga, febre ou hemorragia. No entanto, alguns doentes com leucemia aguda apresentam sinais clínicos de hiperleucocitose **(Junmei et al., 2014)**. No presente estudo, foram encontrados mais doentes com fadiga (80%), febre (78%) e palidez (74%) na LLA, em comparação com o estudo efectuado por Poplack D et al **(Poplack, 1985)**, no qual os casos com palidez e febre eram 43% e 61%, respetivamente. A febre está presente aquando do diagnóstico em cerca de 40-50% dos doentes. A anorexia e a redução de peso também são comuns, tendo sido registadas percentagens de 25% **(Burns et al., 1981)**. A esplenomegalia e a hepatomegalia são observadas em cerca de um terço dos doentes, especialmente nos que apresentam um subtipo morfológico monocítico ou monoblástico. Os casos com linfadenopatia no estudo realizado por Harpani P et al **(Harpani et al., 2012)** foram de 27,6%, em comparação com o presente estudo, no qual o caso com linfadenopatia foi de apenas 58% na LLA. No presente estudo, foram observados mais doentes com anemia grave (Hb< 7 g/dl em 72,4% dos casos) do que no estudo de Poplack D et al **(Poplack,1985)** (43% dos casos) e no estudo de Harpani P et al **(Harpani et al.,2012)** (72,4% dos casos). Os níveis de hemoglobina no momento do diagnóstico foram distribuídos num padrão não aleatório. O grau de anemia foi significativamente diferente nos grupos de doentes com leucemia aguda em comparação com o controlo saudável. Os nossos dados sugerem fortemente que existe uma correlação entre o subtipo de leucemia aguda e o grau de anemia, indicando mecanismos distintos na formação da insuficiência de eritropoietina. A contagem total (CPT) superior a 50 000/cu mm em ambos os estudos foi comparável - 20,7% no presente estudo contra 20,7% em Harpani P et al **(Harpani et al etal.,2012**O próprio processo leucémico também pode contribuir para as anomalias da função plaquetária. Neste estudo, o nível de contagem de plaquetas diminuiu de forma estatisticamente significativa nos casos de leucemia aguda quando comparado com os casos de controlo saudáveis, o que está de acordo com o estudo de Ramos O et **al (Ramos et al.,1981)**, no qual 14 doentes com leucemia aguda ativa apresentavam anomalias da função plaquetária. Em 2 doentes cuja leucemia entrou em remissão completa, as plaquetas recuperaram a sua função normal. A insuficiência hepática aguda como manifestação inicial de leucemia aguda é extremamente rara, é difícil de diagnosticar devido à rápida progressão da doença e, normalmente, tem um mau prognóstico **(Sharma e Kark, 2007)**. Foi descrita na leucemia linfoblástica aguda muito mais do que na leucemia mieloide aguda. Neste estudo, a elevação das enzimas hepáticas na leucemia aguda está de acordo com Bruguera M e Miquel R 2007 **(Bruguera e Miquel, 2007)**, que mostraram infiltração hepática em >95% dos casos de leucemia linfoblástica aguda (LLA) e até 75% dos casos de leucemia mieloide aguda (LMA). Neste estudo, muitos casos de leucemia aguda apresentam perturbações no nível de bilirrubina, o que pode dever-se a iterícia obstrutiva, o que está de acordo com o estudo de Geetha Narayanan **(Geetha et al., 2013)**. No nosso estudo, pensamos que o envolvimento do fígado com função hepática anormal se deveu à infiltração de células leucémicas. Vários autores relataram leucemia aguda com função hepática anormal **(Anderson et al., 2001; Kawamura et al., 2006)**. O nível de INR foi positivamente significativo na leucemia aguda quando comparado com o controlo saudável, com exceção do fator VIII, os factores de coagulação do sangue são produzidos exclusivamente nos hepatócitos. A medição dos factores de coagulação é a melhor medida da função de síntese hepática e é útil tanto no diagnóstico como na avaliação do prognóstico de doenças agudas do parênquima hepático **(Eugene et al., 2001)**. O nosso estudo mostrou um aumento significativo do valor do INR na leucemia aguda, o que está de acordo com o estudo de Sharma poudel **(Sharma e Kark, 2007)**, que mostrou que o TP prolongado em doentes com leucemia mieloide aguda. Na leucemia, há uma redução relativa do plasma devido ao excesso de blastos, o que significa que haverá um excesso de anticoagulante para o volume de sangue, o que pode resultar num falso teste de coagulação prolongado. Na maioria das vezes, apresenta indicadores de elevada renovação celular, como a elevação da desidrogenase láctica e do ácido úrico, uma contagem elevada de glóbulos brancos e hiperlactatemia devido à redução da depuração hepática e à isquemia regional no tecido tumoral. Os níveis médios de LDH estão acentuadamente elevados em doentes com leucemia linfoblástica aguda (613,03 ± 375,5) em comparação com os níveis médios de LDH em doentes com leucemia linfoblástica aguda (1634,2 ± 1458,0) no estudo de PUJARI K et al.,2012 **(Pujari et al.,2012)**. Neste estudo, 16,6% dos casos de LLA desenvolveram hiperglicemia transitória durante a terapia, comparável ao estudo realizado por Farida H. El-Rashedy et al.,2013, **(Farida et al.,2013)** que mostrou que, entre os 12 sobreviventes de LLA estudados, dois (16,6%) desenvolveram hiperglicemia transitória durante a terapia. Em doentes pediátricos com LLA, Roberson et al. encontraram resultados semelhantes com ou sem hiperglicemia durante a terapêutica de indução da remissão **(Ahmed etal.,2008; Roberson et al etal.,2009)** examinaram a relação entre a hiperglicemia e a mortalidade durante os internamentos de doentes adultos com LMA e concluíram que a hiperglicemia durante o internamento de um doente estava associada a um aumento da mortalidade hospitalar (OR: 1,38; intervalo de confiança de 95%: 1,23-1,55; valor de p < 0,001) após o ajuste para covariáveis, incluindo o estado da doença, o tipo de tratamento e a resposta. O aumento da mortalidade foi evidente mesmo com níveis de hiperglicemia ligeiros (110-150 mg/dL). As probabilidades de desenvolver sépsis grave (OR: 1,24; intervalo de confiança de 95%: 1,13-1,38; p-valor < 0,001) ou sépsis grave com insuficiência respiratória (OR: 2,04; intervalo de confiança de 95%: 1,44-2,91; p-valor < 0,001) também aumentaram com a hiperglicemia.Neste estudo, houve um aumento estatisticamente significativo do nível de ESR em casos de leucemia aguda quando comparado com casos de controlo saudáveis, o que concorda com o estudo de Carolina do Nascimento Matias 2013 **(Carolina, 2013)** que demonstrou uma associação entre a presença de hiperglicemia e o desenvolvimento de infecções complicadas e morte em pacientes adultos durante a terapia de indução para leucemia aguda. (45%) dos casos de LMA tinham uma doença co-mórbida, principalmente infeção, que provavelmente contribuiu para a elevação da VHS, o que pode ser devido à anemia, ao aumento do fibrinogénio e das gamaglobulinas, bem como à baixa albumina, que são achados comuns em doentes infectados pelo VIH **(Coors etal.,2001; Lefrere etal.,1990)**. Isto explica, provavelmente, uma grande parte dos doentes que apresentam elevações tão acentuadas da VSG, uma vez que 89,86% dos doentes testados neste estudo eram seropositivos. No nosso estudo, o nível dos testes de função renal foi mais significativo quando comparado com o grupo de controlo saudável. Há muitos anos que a insuficiência renal aguda é considerada ou conhecida como uma possível complicação da leucemia, tendo sido registados muitos casos **(Toblem et al., 1980).** O aumento do ácido nucleico na malignidade pode causar insuficiência renal aguda devido à libertação de urato, que causa o bloqueio por ácido úrico cristalino **(Toblem et al., 1980; Keeting et al., 1982)**. Neste estudo, o nível de ácido úrico foi estaticamente significativo em 61% e 63% nos casos de LLA e LMA, respetivamente, o que está de acordo com **(Peter etal.,2014),** que referiu que o nível de ácido úrico era elevado na apresentação, mas não a um nível em que a nefropatia é normalmente esperada. No entanto, o ácido úrico aumentou com a creatinina até à administração de rasburicase. É incerto se este aumento foi suficiente para causar ou contribuir para a IRA. Comparativamente, Larsen e Loghman-Adham relataram o caso de duas raparigas de oito e seis anos de idade, ambas diagnosticadas com LLA **(Larsen G etal., 1996)**. Apresentavam valores elevados de ácido úrico, 57,4 mg/dl (3,41 mmol/l) e 59,2 mg/dl (3,52 mmol/l), mas o tamanho dos rins era normal. Jones et al. relataram três crianças que apresentaram hiperuricemia e foram diagnosticadas com T-ALL. Yamauchi et al., 2013**(Yamauchi et al., 2013)** referiram que o ácido úrico no soro (S-UA) é produzido pela decomposição dos ácidos nucleicos celulares das células leucémicas e pode ser um marcador da agressividade da doença. Os níveis de ácido úrico no soro foram examinados quanto à sua associação com os resultados clínicos em doentes com leucemia mieloide aguda (LMA). Foram avaliados retrospetivamente 56 doentes com LMA internados na nossa instituição. O nível mediano de S-UA aquando do diagnóstico foi de 5,0 mg/dl (intervalo 2-13,8 mg/dl). Os níveis de S-UA não se correlacionaram com a desidrogenase láctica periférica, com a contagem de glóbulos brancos periféricos ou com a contagem de blastos periféricos, e não foram proporcionais à contagem de blastos na medula óssea ou à celularidade da medula. Os níveis de S-UA nos doentes que atingiram a remissão completa foram ligeiramente inferiores aos dos que não atingiram a remissão. Os níveis de S-UA inferiores ou iguais à mediana (5,0 mg/dl) foram significativamente associados a melhores prognósticos, em comparação com os níveis de S-UA superiores a 5,0 mg/dl. Assim, o nível de S-UA pode prever o prognóstico da LMA e é um teste versátil e económico para esse fim. A síndrome de lise tumoral (SLT) é uma emergência oncológica causada pela lise maciça de células tumorais com a libertação de grandes quantidades de potássio, fosfato e ácidos nucleicos na circulação sistémica. O catabolismo dos ácidos nucleicos em ácido úrico leva à hiperuricemia; o aumento acentuado da excreção de ácido úrico pode resultar na precipitação de ácido úrico nos túbulos renais e na vasoconstrição renal, na diminuição da autorregulação, na diminuição do fluxo renal, na oxidação e na inflamação, resultando em lesão renal aguda **(Davidson etal.,2004)**.Neste estudo há um aumento estaticamente significativo do nível de creatinina sérica nos casos de leucemia aguda quando comparados com os casos de controlo saudável **(Oliveira etal.,2010; Wei-qun etal.,2014)**. Também a distribuição dos subtipos de LLA foi comparável; LLA-L1, LLA-L2 e LLA-L3 consistiram em 84%, 15% e 1% no estudo de Poplack D et al **(Poplack, 1995)**, enquanto no presente estudo, a proporção relativa foi de 28%, 60% e 12% entre 50 casos de LLA. No estudo de Harpani P et al **(Harpani P et al., 1987)**, foi possível induzir a remissão em 87,9% dos casos. A LLA é rara em adultos e é normalmente caracterizada pela morfologia L1 ou L2 (classificação FAB). A expressão de TdT, a ausência de cadeias leves de superfície e alterações genéticas variáveis também são comuns **(Gupta et al., 2004)**. A separação da LLA em tipos de células B e T é clinicamente importante, com implicações terapêuticas e prognósticas **(Sobol et al., 1983)**. Os casos de LLA neste estudo foram, portanto, divididos em três subtipos, um baseado na classificação FAB em LLA-L1, LLA-L2 e LLA-L3 e o outro baseado principalmente em achados imunofenotípicos. A leucemia linfoblástica B (LLA-B) é uma neoplasia de células precursoras hematopoiéticas comprometidas com a linhagem de células B. A análise imunofenotípica é um componente essencial do diagnóstico das leucemias agudas (LA) e a citometria de fluxo (CF) é o método de análise preferido. As células B-ALL são caracterizadas pela expressão de vários antigénios associados à linhagem de células B **(Sevilla et al., 2010)**. Na grande maioria dos casos, as células B leucémicas expressam CD19, CD79a do citoplasma (cyt), CD22 cyt e PAX5, enquanto a expressão de CD20 é variável. O diagnóstico de LLA de linhagem de células B requer a utilização de um painel de marcadores de células B, incluindo geralmente CD19' CD20 e CD22. No entanto, sabe-se que alguns destes marcadores não são totalmente específicos das células B. Neste estudo, o CD19 e o CD20 foram expressos em 18%, respetivamente. Num estudo, o CD19 e o CD20 foram expressos em 9,8% e 17,0% dos casos de LMA, respetivamente **(Krasinskas etal., 1998)**. Além disso, o CD20 é expresso apenas num pequeno subconjunto de células B precursoras **(Krasinskas etal., 1998)**. A expressão de IgM citada e de antigénios de imaturidade (por exemplo, TdT, CD34 e/ou CD10) pode ser variável, correspondendo frequentemente à fase de maturação das células leucémicas. Por vezes, os imunofenótipos são discordantes ou assíncronos, desviando-se das fases normais de desenvolvimento das células B observadas nos hematogónios. Um exemplo de tal assincronia é a expressão de marcadores de imaturidade juntamente com marcadores de células B mais maduras (por exemplo, CD20). Outros desvios frequentemente observados nas LLA-B incluem a expressão aberrante de antigénios que estão normalmente associados a outras linhagens de células hematopoiéticas, como os antigénios CD13, CD33 e CD15 associados à linhagem mieloide. Antigénios associados à linhagem de células T/Natural Killer (NK) (ou seja, CD2, CD4, CD5, CD7, CD8 e/ou CD56). Neste estudo, a maioria das LLAs de células B expressou CD19. Para além disso, a maioria dos casos era HLA-DR positivo. O HLA-DR é expresso em linfócitos B, monócitos, macrófagos, linfócitos T activados, linfócitos NK activados e células progenitoras humanas. Também está presente no epitélio tímico, nas áreas dependentes de linfócitos B do baço e dos gânglios linfáticos e nos linfomas de células B. O antigénio é coexpresso com o antigénio CD1a nas células de Langerhans da epiderme. A maioria dos casos expressava CD10, que é um marcador de valor prognóstico bem conhecido e de longa data **(Greaves etal., 1983)**. Por outro lado, a negatividade de CD10 tem sido associada a um mau prognóstico. **(Vannier etal., 1989)** Como já foi relatado anteriormente, o CD20 foi mais comum em casos de ALL-L2 do que em casos de ALL-L1 **(Tarik et al., 2013)**, a expressão de células T raramente detectada neste tipo de leucemia. **(Borowitz, 1990)** A expressão aberrante de antigénios de células T em LLA-B, no nosso estudo, os antigénios de células T mais frequentemente expressos foram CD2, CD5 e CD7. Várias séries de casos mais pequenas e relatórios de casos demonstraram a expressão de CD2, CD5 e CD7 em LBA **(Seegmiller etal.,2009)**. Tanto quanto sabemos, Seegmiller et al (2009) é o único estudo que relatou a expressão de CD4 em LBA. A expressão de antigénios de células T em LBA levanta questões sobre a base da atribuição de linhagens na leucemia. A atribuição de linhagem em tumores de células precursoras hematopoiéticas é determinada principalmente pelo imunofenótipo, conforme avaliado por análise multiparamétrica de citometria de fluxo. Com base no nosso estudo, a expressão aberrante de antigénios de células T em BALL pode ser um marcador útil para identificar doentes com risco acrescido de recaída e com anomalias citogenéticas de mau prognóstico. Os estudos imunofenotípicos são escassos, mas a maioria dos casos relatados anteriormente e a maioria dos casos de LBA neste estudo expressaram CD19 e HLA-DR e foram CD13 negativos, 3 dos 10 casos expressaram positividade TdT. Tanto em crianças como em adultos, a LLA t (9; 22) tem o pior prognóstico entre os doentes com LLA. As LLA com translocações MLL e, mais especificamente, as LLA t(4;11) têm tipicamente um imunofenótipo pró-B CD19+, CD10 negativo, CD24 negativo, também positivo para CD15 **(Hrusak etal.,2002).** 2 em 9 casos expressaram CD7 e um em 9 casos expressou CD5.Neste estudo, 33% dos casos de LLA-B expressaram CD79a. O CD79a é um marcador altamente específico da linhagem das células linfóides B e desempenha um papel importante no diagnóstico da leucemia aguda **(Ghaleb etal.,2013)**. O CD20 é um antigénio de diferenciação das células B com expressão variável na leucemia linfoblástica aguda B **(Jeevan etal.,2014)**, 7 em cada 10 casos de casos de LLA-B expressam CD20, o que está de acordo com o estudo de Pituch-Noworolska **(Pituch etal.,2001)** em que um grupo de 147 doentes com leucemia linfoblástica aguda (LLA) do tipo progenitor B (ALL-proB -14 doentes) e do tipo comum (cALL-133 doentes), a expressão de CD20 nas células leucémicas foi estudada por rotina no momento do diagnóstico, antes da terapia. Esta expressão foi registada nas células leucémicas de 6 doentes com LLA-proB (42,8%) e de 66 doentes com LCC (49,6%). O CD22 encontra-se na superfície das células B maduras e, em menor grau, em algumas células B imaturas. Neste estudo, 56% das células B-ALL expressam CD22, o que coincide com o estudo de Hoelzer D **(Hoelzer, 2012)**, que refere que a expressão de CD22 nas células B-precursoras de ALL varia entre 60% e 85% em coortes de adultos e até 90% em crianças. A leucemia/linfoma de Burkitt é atualmente considerada uma neoplasia de células B maduras. Foi anteriormente classificada como LLA precursora B com morfologia L3 (FAB-L3). A morfologia clássica FAB-L3 está associada a um fenótipo de células B. No entanto, as caraterísticas morfológicas dos blastos não L3 também podem ser observadas neste subtipo de leucemia aguda **(Rosanda etal., 1992)**. No presente estudo, os antigénios mais expressos são o CD10 e o dTd, o que é típico do estudo de Bryce Higa, que referiu que a fase mais madura dos blastos de LLA precursora B com morfologia L3 expressam CD10 e dTd **(Bryce etal.,2009)**. A heterogeneidade de fenotipagem das neoplasias de células T está bem documentada e abrange a gama de fenótipos expressos durante a diferenciação tímica **(Dowell etal.,1987**A deleção aberrante de um ou mais antigénios de células T pan é comum nesta doença, no entanto, e pode ser um achado diagnóstico útil **(Knowles etal.,1986)** Fenótipo T precoce: as células leucémicas expressam cCD3, bem como qualquer outro marcador pan-T (CD7, CD5 ou CD2). O limiar de positividade foi considerado de 20% para todos os marcadores, exceto para CD10, CD34 e Td'TALL. Os 5 casos de LLA-T apresentaram deleção de um ou mais dos 4 antigénios pan-T utilizados (CD2, CD3, CD5 e CD7). O CD3 foi o antigénio pan-células T mais frequentemente expresso pelos casos de células T no nosso estudo. O antigénio CD3 é expresso em 61% a 85% dos linfócitos normais do sangue periférico, em 65% a 85% dos timócitos e nas células de Purkinje no cerebelo. O CD79a tem sido considerado um marcador específico e sensível das células B e tem sido amplamente utilizado na imunofenotipagem de neoplasias malignas linfóides. No entanto, a maioria dos estudos que incluíram o CD79a no painel foram efectuados em tecidos incluídos em parafina e o CD79a não tem sido amplamente utilizado na análise de leucemia aguda por citometria de fluxo. Os nossos resultados no presente estudo estão de acordo com o conceito de que o CD79a é um marcador fiável para a LLA de linhagem de células B, uma vez que 64% dos casos de LLA na nossa coorte (n = 32) foram positivos para o CD79a. Para além disso, o CD79a não foi expresso em todos os casos de LMA, cerca de 10% dos casos de LMA expressaram o CD79a (n = 5). Em conjunto, a positividade do CD79a detectada por citometria de fluxo é um meio útil para confirmar a LLA e excluir a LMA. Uma vez que a maioria dos blastos (LLA de células T CD79a+) eram positivos para CD3 de superfície celular, os nossos resultados confirmam a existência de leucemia aguda com co-expressão de CD3 e CD79a. Pituch- Noworolska A etal.,2001**(Pituch etal.,2001)**, utilizando imunohistoquímica aplicada a tecidos incluídos em parafina e estudos de Western blotting, documentaram pela primeira vez que o CD79a é coexpresso com o CD3 em aproximadamente 40% dos casos de LLA de células T. Os nossos resultados apoiam ainda mais a existência de LLA de células T com coexpressão de CD3 e CD79a, sendo ambos teoricamente marcadores altamente específicos para células T e células B, respetivamente. Traweek **(Traweek, 1993)**, Kaleem et al **(Knowles etal., 1986)** e Vodinelich et **al (Vodinelich L etal., 1983)** mostraram nas suas séries que o CD7 era o antigénio pan-células mais frequentemente expresso. O CD7 é também o antigénio que é mais frequentemente eliminado nestas leucemias agudas **(Kita etal., 1993)**. O antigénio HLA-DR não é expresso na LLA de células T **(Dowell etal., 1987)**, o que constitui outra caraterística fenotípica que distingue esta leucemia aguda da LLA de células B. Nenhum dos casos de LLA de células T neste estudo era HLA-DR positivo, o que está de acordo com outros estudos na literatura. O CD10 foi registado em 20-30% das LLA de células T **(Dowell etal., 1987)**, uma frequência aproximadamente semelhante à observada neste estudo, em que a concentração de CD10 nas LLA-T é de 25%. Não foi observada qualquer expressão de antigénios mieloides nas LLA de células T da nossa série, embora tal tenha sido referido na literatura **(Knowles etal., 1989)**. A expressão de antigénios mieloides pode ser uma fonte potencial de confusão, tendo em conta a presença ocasional de CD2 e CD7 na LMA. O nosso estudo gera perfis imunofenotípicos que podem ajudar a definir melhor a gama de reatividade dos anticorpos para muitos tipos de leucemia aguda. Os dados foram recolhidos a partir de amostras encaminhadas para caraterização e diagnóstico de leucemia aguda. A observação de que sítios cromossómicos frágeis comuns, expressos como lacunas ou constrições em bandas citogenéticas específicas sob a condição de stress ligeiro da replicação do ADN, aparentemente coincidem com bandas cromossómicas que são frequentemente alteradas no cancro **(Annapolis , 2013)** levou à hipótese de que podem contribuir para o desenvolvimento do cancro.

Os sítios frágeis comuns (CFS) são grandes regiões cromossómicas que constituem pontos críticos de alterações, especialmente nas células cancerosas. As três regiões CFS mais frequentemente expressas (FRA3B, FRA16D e FRA6E) contêm genes que abrangem regiões genómicas extremamente grandes (FHIT, WWOX e PARK2, respetivamente), e verificou-se que estes genes funcionam como importantes supressores tumorais **(Ge e David, 2014).** Verificou-se que a perda de expressão de apenas FHIT ou WWOX está associada a um pior resultado clínico global **(Ge e David, 2014).** FRA3B em 3p14.2 destaca-se como o sítio frágil mais ativo no genoma humano **(Ke Ma et al., 2012)**, seguido de 16q23 (FRA16D), 6q26 (FRA6E), 7q31.2

(FRA7G) e Xp22.3 (FRAXB).

Neste estudo, avaliámos o significado prognóstico da expressão do gene FHIT na leucemia linfoblástica aguda (LLA).

Em 1996, o gene da tríade frágil de histidina (FHIT) foi isolado da região que engloba o locus FRA3B **(Ohta et al., 1996).** As regiões dentro do grande locus genómico FHIT são eliminadas numa grande fração de tumores. **(Sigurdur, 2015)** O gene FHIT está posicionado num dos CFSs mais activos, FRA3B, e é um dos genes mais frequentemente alterados em pré-neoplasia e cancro **(Jenna et al., 2014).** As alterações neste locus incluem deleções, translocações e metilação do promotor, resultando frequentemente na perda ou redução da expressão da proteína FHIT **(Jenna et al., 2014)**. FRA16D é o segundo local cromossómico frágil mais frequente em todo o genoma humano **(Bednarek Aetal., 2000).** O gene da oxidoredutase contendo o domínio WW (WWOX) é mapeado para uma região genómica com mais de 1 milhão de nucleótidos de comprimento localizada no cromossoma 16q23.1-24.1 em FRA16D **(Bednarek etal., 2000).**

O presente estudo foi concebido para utilizar a análise de PCR em tempo real para estudar o valor prognóstico da expressão do gene FHIT em doentes com leucemia aguda. Tal como noutros tumores, foi observada uma expressão reduzida de FHIT na LLA e LMA. O presente estudo mostrou que o nível de expressão de FHIT foi alterado de forma concordante em LLA e LMA, e que a frequência de expressão de FHIT. Neste estudo, foi encontrada uma baixa expressão do gene FHIT em 25 dos 50 casos de LLA (50%). Em estudos anteriores, a frequência relatada de alterações de FHIT em LLA variou; a expressão de mRNA ou proteína de FHIT foi relatada como alterada em 20-70% dos **casos (Chen etal., 2013; Hallas etal., 1999).** A variação entre os resultados deste estudo e os de estudos anteriores pode ser explicada por diferentes métodos utilizados na deteção, diferentes idades e número de doentes estudados, diferentes localidades e diferentes apresentações da leucemia, diferentes durações dos estudos e diferentes durações do acompanhamento.

Neste estudo, a expressão mais baixa de FHIT foi associada a um maior número de leucócitos, o que está de acordo com o estudo de Shichun Zheng **(Shichun etal.,2004)**, que referiu que contagens de leucócitos significativamente mais elevadas estavam associadas à metilação de FHIT, correlacionada com uma expressão fortemente reduzida do ARNm e da proteína FHIT de FHIT. No presente estudo, a expressão mais baixa de FHIT foi associada a linfadenopatia e a um nível baixo de concentração de plaquetas nos casos de LLA. Este facto está de acordo com o estudo de Hagop M. Kantarjian **(Hagop etal.,1999)**, que concluiu que os doentes com uma expressão celular reduzida de Fhit tendiam a ter uma maior incidência de leucocitose ($P = 0{,}04$) e uma menor incidência de trombocitose ($P < 0{,}01$) **(Chang etal.,2004)**. No entanto, não foram encontradas diferenças significativas entre os grupos de baixa e alta expressão de FHIT relativamente à apresentação clínica, sexo, concentração de hemoglobina, blastos periféricos ou da medula óssea, ou subgrupos imunofenotípicos de LLA. Este facto está de acordo com o estudo de Hagop M. Kantarjian **(Hagop etal.,1999)**, que demonstrou que não foram observadas diferenças entre o grupo de doentes FHIT-negativos e FHIT-positivos no que diz respeito ao sexo (masculino versus feminino, $P = 0{,}563$), à idade (média de 63,3 versus 62,2 anos; $P = 0{,}447$).

No presente estudo, não se registaram diferenças estatisticamente significativas entre os doentes com expressão genética alta e baixa de FHIT relativamente à idade, ao sexo e à apresentação clínica no momento do diagnóstico, incluindo palidez, febre e perda de peso, hemorragia, hepatomegalia, esplenomegalia e linfadenopatia. Estes resultados estão de acordo com os de Jiang

Lin et al. 2008 **(Jiang et al., 2008)**, que não encontraram diferenças significativas entre a expressão elevada e baixa do gene FHIT relativamente aos parâmetros clínicos dos doentes no momento do diagnóstico. Neste trabalho, não se registaram diferenças significativas entre a expressão genética alta e baixa relativamente aos níveis de hemoglobina e LDH, à contagem de células blásticas no sangue periférico e na medula óssea. Este facto está de acordo com Jiang Lin et al. 2008 **(Jiang etal.,2008)**, que não encontraram diferenças significativas entre a expressão genética alta e baixa do FHIT relativamente aos níveis de hemoglobina e LDH e à contagem de células blásticas, tanto no sangue periférico como na medula óssea.

O presente estudo demonstrou que uma expressão relativamente baixa de FHIT se correlaciona com os estados de diagnóstico de RC e RP em doentes com LLA, apoiando a hipótese de que a ocorrência de LLA é um processo progressivo e em várias fases, semelhante ao de outros tumores. Isso está de acordo com o estudo de Chen X stud **(Chen et al., 2013)**. Os doentes com elevada expressão do gene continuaram em RC a uma taxa significativamente superior à dos doentes com baixa expressão do gene FHIT. O grupo com baixa expressão do gene FHIT confere maior resistência à quimioterapia do que aqueles com alta expressão do gene FHIT, de acordo com Chen X stud's **(Chen et al., 2013)**. Em estudos anteriores, a baixa expressão de FHIT foi associada a um resultado desfavorável e a uma sobrevivência inferior a longo prazo em CN-AML e T-ALL adultos **(Alison e Guido, 2012).** Assim, o FHIT caracteriza um fenótipo leucémico mais agressivo, imaturo, altamente proliferativo e resistente à quimioterapia. Encontrámos um pior prognóstico significativo nos doentes cujos tumores apresentavam uma expressão alterada de FHIT, o que está de acordo com o estudo de Gemma Toledo **(Gemma etal.,2004)**, que concluiu que a taxa de sobrevivência a 5 anos dos doentes com tumores com expressão adequada de FHIT era significativamente mais elevada (85,5%) do que nos tumores com FHIT- (64,7%) (P=0,039). No nosso estudo, não se registaram diferenças estatisticamente significativas no desfecho da doença entre os grupos de expressão genética FHIT alta e baixa, com uma taxa mais baixa de recidiva e morte e de sobrevivência livre de doença, enquanto se registaram diferenças estatisticamente significativas na taxa mais elevada de remissão completa e na sobrevivência global no grupo de expressão genética FHIT alta em comparação com o grupo de expressão genética FHIT baixa. Este facto está de acordo com Wang L et al., 2003 **(Wang etal.,2003)** que afirmaram que o gráfico de Kaplan-Meier da sobrevivência em doentes com LMA em relação à expressão de FHIT revelou que a aberração ou perda do gene FHIT estava significativamente correlacionada com uma baixa taxa de remissão clínica e uma fraca sobrevivência global. O gene FHIT foi considerado um fator de proteção independente contra a remissão completa, a recidiva e a refractariedade na LMA, o que está de acordo com Sugimolo et al., 1997 **(Sugimolo etal., 1997)**, que sugeriram que a perda da função normal do FHIT pode estar envolvida na génese de, pelo menos, algumas leucemias humanas e que a expressão de transcrições aberrantes do FHIT é bastante específica e frequente em amostras de leucemia.

CAPÍTULO 6

VI. Resumo e conclusão

A maioria das leucemias pertence a um de dois grupos gerais: **leucemia mieloide** (cerca de 60% dos casos) e **leucemia linfocítica** (cerca de 40%). As pessoas também classificam as leucemias de acordo com o seu carácter **agudo** (55%) ou **crónico** (45%). Nas leucemias agudas, as células malignas, ou blastos, são células imaturas que são incapazes de desempenhar as suas funções no sistema imunitário. O início das leucemias agudas é rápido (semanas) e, na maioria dos casos, fatal, a menos que a doença seja tratada rapidamente. As leucemias crónicas desenvolvem-se em células mais maduras, que podem desempenhar algumas das suas funções, mas não bem. Estas células anómalas também aumentam a um ritmo mais lento (anos). Assim, existem quatro tipos principais de leucemia: Leucemia Linfocítica Aguda (**LLA**), Leucemia Linfocítica Crónica (**LLC**), Leucemia Mieloide Aguda (**LMA**) e Leucemia Mieloide Crónica (**LMC**). Cada um destes tipos de leucemia é constituído por vários subtipos. O nosso foco é a LLA. A leucemia aguda pode ser induzida devido a alterações genéticas ou ambientais. Uma classe de genes em que qualquer alteração provoca o desenvolvimento de cancro é o chamado gene supressor de tumor. Neste estudo, escolhemos um desta classe que se chama FHIT.

O gene FHIT desempenha potencialmente um papel vital na carcinogénese e no desenvolvimento da leucemia aguda. Assim, a expressão de FHIT poderia servir como um biomarcador útil para avaliar o comportamento biológico de FHIT e ter utilidade clínica na conceção de estratégias de tratamento inovadoras. Uma melhor compreensão da metilação do promotor da FHIT e da sua expressão fenotípica proporcionará novos conhecimentos sobre a carcinogénese da leucemia aguda, o tratamento do cancro e medidas quimiopreventivas viáveis para o futuro.

Assim, este estudo foi concebido com o objetivo de estudar o valor diagnóstico da FHIT em doentes com leucemia aguda. Para além da sua relação com parâmetros hematológicos e clínicos. O papel do FHIT na evolução da doença e a relação entre os dois genes em doentes com leucemia aguda. Por estas razões, o seguinte parâmetro foi realizado em 100 indivíduos, incluindo 50 com leucemia linfoblástica aguda, para além de 50 indivíduos saudáveis de controlo. Os resultados mais importantes do presente estudo foram resumidos como se segue:

1- A leucemia aguda está mais presente nos homens do que nas mulheres e a leucemia linfoblástica aguda está presente nas crianças.

2- Suspeitou-se de leucemia em doentes com história de febre prolongada, palidez, hepatomegalia, esplenomegalia, linfadenopatia, hemorragia anormal ou história de transfusão sanguínea repetida.

3-A contagem média de glóbulos brancos estava significativamente aumentada na leucemia linfoblástica aguda quando comparada com o grupo de controlo saudável. Além disso, a contagem média de glóbulos vermelhos diminuiu significativamente na leucemia linfoblástica aguda em comparação com o grupo de controlo saudável. Além disso, a contagem média de plaquetas diminuiu significativamente na leucemia linfoblástica aguda quando comparada com o grupo de controlo saudável. Além disso, a hemoglobina média estava significativamente diminuída na leucemia linfoblástica aguda quando comparada com o grupo de controlo saudável, pelo que os doentes com leucemia aguda apresentavam anemia. Além disso, o aparecimento de células blásticas no sangue periférico e na medula óssea aumentou significativamente na leucemia linfoblástica aguda, em comparação com o grupo de controlo saudável.

4- Verificou-se um aumento significativo do nível dos testes de função hepática, que incluem (sGOT, sGPT, bilirrubina, INR), enquanto se verificou uma diminuição do nível de albumina quando se compararam os indivíduos com leucemia aguda com os indivíduos de controlo saudáveis.

5- Verificou-se um aumento significativo do nível dos testes de função renal, que incluem (creatinina, ácido úrico), quando comparados os indivíduos com leucemia aguda com os indivíduos de controlo saudáveis.

6 - Verificou-se um aumento significativo do nível da taxa de sedimentação de eritrócitos quando se compararam os indivíduos com leucemia aguda com os indivíduos saudáveis de controlo.

7- Verificou-se um aumento significativo do nível de glicose quando se compararam os indivíduos com leucemia aguda com os indivíduos saudáveis de controlo.

8-Ao utilizar a técnica de imunofenotipagem, verificámos que todos os doentes com leucemia linfoblástica aguda expressavam antigénios linfóides em grande quantidade e que alguns deles expressavam antigénios mielóides em pequenas percentagens quando comparados com a leucemia mieloide aguda.

9- Utilizando QRT-PCR para a deteção da expressão do gene FHIT, verificámos que houve uma diminuição significativa do nível de expressão do gene FHIT quando comparámos os indivíduos com leucemia aguda com os indivíduos saudáveis de controlo.

10- Não existe correlação entre a expressão do gene FHIT em relação à idade, ao sexo, aos parâmetros clínicos e à imunofenotipagem, exceto no caso da leucemia linfoblástica aguda, em que existe uma relação entre a expressão do gene FHIT e os glóbulos brancos e a linfadenopatia.

11- Verificou-se uma relação significativa entre a expressão do gene FHIT e a sobrevivência global, enquanto não se verificou uma relação significativa entre a expressão do gene FHIT e a sobrevivência sem doença.

12- Verificou-se uma relação significativa entre a expressão do gene FHIT e os resultados clínicos, em que a diminuição do gene FHIT aumenta a taxa de recidiva e de morte e diminui a taxa de remissão completa.

17- O rácio ímpar para recidiva da doença e morte aumenta com a diminuição do nível de expressão do gene FHIT, enquanto o rácio ímpar para remissão completa diminui com a diminuição do nível de expressão do gene FHIT.

Em conclusão, o presente estudo indicou que:-

O presente estudo registou casos de LLA mais comuns do que de LMA em crianças. Palidez, febre, hepatomegalia, esplenomegalia e fadiga foram os sintomas de apresentação mais comuns, seguidos de perda de peso e hemorragia. No hemograma de rotina, o achado mais comum foi anemia e trombocitopenia. No exame de esfregaço de sangue periférico, a presença de células blásticas era um forte indício de leucemia. O tipo mais comum de LLA em nosso estudo foi a LLA-L2. Avaliámos o papel da imunofenotipagem e da citogenética e a sua correlação clinicopatológica com vários parâmetros hematológicos e bioquímicos e encontrámos uma correlação estatisticamente significativa com vários parâmetros e apoiámos a ideia de que a expressão de determinados antigénios e o cariótipo anormal se correlacionam com um mau prognóstico nas leucemias agudas, No nosso estudo, foi demonstrado que a determinação da expressão de um painel individual de antigénios de superfície com imunofenotipagem pode ser um instrumento útil para o diagnóstico e uma caraterística clinopatológica específica, que deve ser aplicada à identificação de células leucémicas na investigação da doença residual mínima. Os nossos resultados sugerem que a perda da função normal do FHIT pode estar envolvida na génese de, pelo menos, algumas leucemias humanas e que a baixa expressão do gene FHIT é bastante específica e frequente em amostras de leucemia aguda. A expressão do FHIT é um importante fator de prognóstico em doentes com leucemia aguda com cariótipo normal, pelo que recomendamos a sua incorporação em novas estratégias terapêuticas adaptadas ao risco para melhorar a leucemia aguda.

Recomendamos o seguinte:

- A imunofenotipagem e a citogenética devem ser efectuadas por rotina em todos os casos de leucemias mielóides agudas e linfoblásticas.
- Deve também ser efectuada uma correlação com vários parâmetros bioquímicos e hematológicos.
- Além disso, é necessário desenvolver um sistema de pontuação padrão que considere vários parâmetros para prever a natureza agressiva da leucemia aguda na avaliação inicial do primeiro aspirado e da biópsia.
- O FHIT é um fator de prognóstico independente em doentes com leucemia aguda

CAPÍTULO 7

VII.Referências

A

Ahmed, D., Ahmed, T.A., Ahmed, S., Tipu, H.N. & Wiqar, M.A. (2008) CD5positive acute Lymphoblastic leukemia. Journal of College of Physicians and Surgeons Pakistan (Jornal do Colégio de Médicos e Cirurgiões do Paquistão). 18, 310-311.

Alison Walker e Guido Mariucci : Factores de prognóstico molecular na leucemia mieloide aguda citogeneticamente normal. Expert Rev Hematol, 2012; 5(5): 547-558.

Alvin Makohon-Moore, Jacqueline A Brosnan e Christine A Iacobuzio-Donahue (2013): Genómica do cancro do pâncreas: conhecimentos e oportunidades para a tradução clínica *Genome Medicine* 2013, **5**:26

Anderson SH,Richardson P,Werdon J, Pugliuca A,Portmann B.Acute liver failure as the intial manifestation of acute leukemia .liver 2001,21(4):287.

AnjilnaWali (2010): FHIT: As dúvidas são claras agora. Jornal do Mundo Científico; 10: 1142-1151

Annapaola Franchitto. (2013): Instabilidade do genoma em sítios frágeis comuns: em busca da causa de sua instabilidade BioMed Research International. 730714:1-9

Armstrong SA, Staunton JE, Silverman LB, et al. As translocações MLL especificam um perfil de expressão genética distinto que distingue uma leucemia única. Nat Genet 2002; 30(1):41-7.

Asnafi V, Beldjord K, Libura M, et al. As diferenças fenotípicas e oncogénicas relacionadas com a idade nas leucemias linfoblásticas agudas de células T podem refletir atrofia tímica. Blood 2004; 104(13):4173-80.

Asnafi V, Radford-Weiss I, Dastugue N, et al. CALM-AF10 é um transcrito de fusão comum em T-ALL e é específico da linhagem TCRgammadelta. Sangue 2003 102(3) 1000-1006

Ayton PM, Cleary ML. (2001) Mecanismo molecular da leucemogénese mediada por proteínas de fusão MLL. Oncogene. 20(40):5695-707.

B

Bacolla, A.; Cooper, D.N.; Vasquez, K.M. (2014): Mecanismos de mutagénese de substituição de bases em genomas de cancro. Genes; 5, 108-146

Ballerini P, Blaise A, Busson-Le Coniat M, et al. A expressão de HOX11L2 define um subtipo clínico de LLA-T pediátrica associado a um mau prognóstico. Sangue (2002) 100(3) 991-997

Barnes LD, Garrison PN, Siprashvili Z, Guranowski A, Robinson AK, Ingram SW, et al.(1996): Fhit, um supressor de tumor putativo em humanos, é uma dinucleotídeos 50,5000-P1, P3-trifosfato hidrolase. Biochemistry; 35(36):11529-35.

Beishuizen A, Hahlen K, Hagemeijer A, et al. Multiple rearranged immunoglobulin genes in childhood acute lymphoblastic leukemia of precursor B-cell origin. Leukemia 1991; 5(8):657-67.

Bene MC, Castoldi G, Knapp W, et al. Propostas para a classificação imunológica das leucemias agudas. Grupo Europeu para a Caracterização Imunológica das Leucemias (EGIL). Leukemia 1995; 9(10):1783-6.

Bennett JM, Catovsky D, Daniel MT, et al. Propostas para a classificação das leucemias agudas.

Grupo cooperativo franco-americano-britânico (FAB). Br J Hematol (1976) 33(4):451-458 .

Bennett JM, Catovsky D, Daniel MT, et al. A classificação morfológica da leucemia linfoblástica aguda: concordância entre observadores e correlações clínicas. Br J Hematol 1981; 47(4):553-61.

Bernard OA, Busson-LeConiat M, Ballerini P, et al. Uma nova translocação críptica recorrente e específica, t(5;14) (q35;q32), está associada à expressão do gene Hox11L2 na leucemia linfoblástica aguda T. Leucemia 2001; 15(10):1495-1504.

Borowitz MJ. (1990) Marcadores imunológicos na leucemia linfoblástica aguda da infância. Hematol Oncol Clin North Am. 4,743-765.

Brady KA, Atwater SK, Lowell CA. Deteção citométrica de fluxo de CD10 (cALLA) em linfócitos B do sangue periférico de recém-nascidos. Br J Haematol 1999; 107(4): 712-5.

Brett J. Schuchardt, Vikas Bhat, David C. Mikles, Caleb B. McDonald, Marius Sudol,2,3 e Amjad Farooq1 (2013): Origem molecular da ligação do supressor de tumor WWOX à tirosina quinase do recetor ErbB4. Biochemistry; 52(51): 9223-9236.

Breit TM, Verschuren MC, Wolvers-Tettero IL, et al. Leucemias de células T humanas com atividade de recombinase V(D)J contínua para a supressão do gene TCR-delta. J Immunol 1997; 159(9):4341-9

Bria E., M. Fassan, S. Pilotto1, G. De Manzoni, S. Kinspergher, I. Sperduti, U. Peretti, M. Simbolo, P. Capelli, A. Tomezzoli, C. Luchini5, A. Mafficini, G. Turri, G. Tortora, A. Scarpa (2014): Investigação Translacional em Patologia do Cancro Gástrico/Biologia Molecular Annals of Oncology ; iv210-iv253. 10.1093/annonc/mdu334

Bruguera M e R. Miquel(2007) "The effect of hematological and lymphatic diseases on the liver," in Textbook of Hepatology, J. Rodes, J. P. Benhaumou, A. T. Blei, J. Reichen, and M. Rizzetto, Eds., p. 1662, Blackwell, Oxford, UK, 3rd edition.

Bryce Higa, Serhan Alkan, Kevin Barton e Milind Velankar.(2009) Precursor de leucemia linfoblástica aguda de células B com morfologia FAB L3 (ou seja, leucemia/linfoma de Burkitt) e co-expressão de cadeias leves de superfície monoclonais e TdT: relato de um caso único e revisão da literatura Pathology. 41(5): 495-498.

Buffler PA, Kwan ML, Reynolds P, Urayama KY. (2005) Environmental and genetic risk factors for childhood leukemia: appraising the evidence. Cancer Invest. 23(1):60-75.

Bungaro, Silvia; Dell'Orto, Marta Campo; Zangrando, Andrea; Basso, Dario; Gorletta, Tatiana; Lo Nigro, Luca; Leszl, Anna; Young, Bryan D.; Basso, Giuseppe; Bicciato, Silvio; Biondi, Andrea; te Kronnie, Gertruy; Cazzaniga, Giovanni (1 de janeiro de 2009). "A integração de dados genómicos e de expressão genética da ALL infantil sem aberrações conhecidas identifica subgrupos com caraterísticas genéticas específicas". Genes, *Cromossomas e Cancro* 48 (1): 22-38.

Burns, C.P.; Armitage, J.O.; Frey, A.L.; Dick, F.R.; Jordan, J.E. & Woolson, R.F. (1981) Analysis of the presenting features of adult acute leukemia: the French-American- British classification. Cancer.47 (10), 2460-2469, ISSN 1097-0142.

C

Qaglar O, Tezel G, Rua^an A e Sozeri B.(2013): Significado Prognóstico da Expressão das Proteínas Fhit e Wwox no Cancro da Laringe. Otorrinolaringologia; 3(4):1000148

Calin GA, Dumitru CD, Shimizu M, Bichi R, Zupo S, Noch E, Aldler H, Rattan S, Keating M, Rai K, Rassenti L, Kipps T, Negrini M, Bullrich F, Croce CM. (2002) Deleções frequentes e regulação negativa dos genes de micro-ARN miR15 e miR16 em 13q14 na leucemia linfocítica crónica. ProcNatlAcadSci USA. 99(24):15524-9.

Campiglio M, Bianchi F, Andriani F, Sozzi G, Tagliabue E,Menard S, et al . (2006) : Diadenosinas como instrutores de FHIT-ness. J Cell Physiol; 208(2):274-81.

Campana D. Determinação da doença residual mínima em doentes com leucemia. Br J Haematol 2003; 121(6):823-38.

Campana D. Minimal residual disease in acute lymphoblastic leukemia (Doença residual mínima na leucemia linfoblástica aguda). Semin Hematol 2009;46(1):100-6

Campana D, Coustan-Smith E. Estudos da doença residual mínima por citometria de fluxo na leucemia aguda. Ata Haematol 2004; 112(1-2):8-15. Cantu-Rajnoldi A, Invernizzi R, Biondi A, et al. Biological and clinical features of acute lymphoblastic leukaemia with cytoplasmic granules or inclusions: description of eight cases. Br J Haematol 1989; 73(3):309-14.

Carolina do Nascimento Matias, Vladmir Lima, Heberton Medeiros Teixeira Fernanda Ribeiro Souto, Vera Magalhaes. (2013) A hiperglicemia aumenta as taxas de infeção complicada e mortalidade durante a terapia de indução em pacientes adultos com leucemia aguda. Rev Bras Hematol Hemoter. 35(1):39-43

Caslini C, Serna A, Rossi V, Introna M, Biondi A (junho de 2004). "Modulação do ciclo celular por expressão graduada da oncoproteína de fusão MLL-AF4". Leucemia 18 (6): 1064-71.

Caudell D, Aplan PD. O papel da fusão de genes CALM-AF10 na leucemia aguda. Leucemia 2008; 22(4):678-85.

Cazzaniga G, van Delft FW, Luca Lo Nigro, Ford AM, Score J, Iacobucci I, Mirabile E, Taj M, Colman SM, Biondi A, (2011) Greaves M. Origens do desenvolvimento e impacto da fusão BCR-ABL1 e das deleções IKZF1 em gémeos monozigóticos com leucemia linfoblástica aguda Ph+. Sangue.18 (20):5559-64.

Chan NP, Ma ES, Wan TS, et al. O espetro da leucemia linfoblástica aguda com fenótipo de células B maduras. Leuk Res 2003; 27(3):231-4

Chan SM, Weng AP, Tibshirani R, Aster JC, Utz PJ. (2007) Os sinais Notch regulam positivamente a atividade da via mTOR na leucemia linfoblástica aguda de células T. Blood. 110 (1):278-86.

Chang JS, Wiemels JL, Chokkalingam AP, Metayer C, Barcellos LF, Hansen HM, Aldrich MC, Guha N, Urayama KY, Scelo G, Green J, May SL, Kiley VA, Wiencke JK, Buffler PA. (2010) Genetic polymorphisms in adaptive immunity genes and childhood acute lymphoblastic leukemia. Cancer Epidemiol Biomarkers Prev. 9(9):2152-63.

Chaudhuri AR, Khan IA, Prasad V, Robinson AK, Luduena RF, Barnes LD. (1999): A proteína supressora de tumor Fhit. Uma nova interação com a tubulina. J Biol Chem; 274(34):24378-82.

Chava S.· , V. Mohan, P. J. Shetty, M. L. Manolla, S. Vaidya, I. A. Khan, G. L. Waseem, P. Boddala, Y. R. Ahuja e Q. Hasan.(2012): Avaliação imunohistoquímica da expressão dos genes p53, FHIT e IGF2 no cancro do esófago. Doenças do Esófago; 25(1):81-87

CHEN XU, HUI ZHANG, PING LI, ZHENG YANG, LINGYAN QIN e WUNING MO:

Expressão genética de WWOX, FHIT e p73 na leucemia linfoblástica aguda. ONCOLOGY LETTERS, 2013; 6: 963-969

Cheng Q, Yang W, Raimondi SC, et al. Karyotypic abnormalities create discordance of germline genotype and cancer cell phenotypes. Nat Genet 2005; 37(8):878-82.

Chen W, Karandikar NJ, McKenna RW, et al. Estabilidade dos imunofenótipos associados à leucemia na leucemia/linfoma linfoblástica B precursora: uma experiência de uma única instituição. Am J Clin Pathol 2007; 127(1):39-46.

Collier, J.A.B (1991). Oxford Handbook of Clinical Specialties, Terceira Edição. Oxford. p. 810. ISBN 0-19-262116-5.

Coors M, Suttmann U, Trimborn P, Ockenga J, Muller MJ, Selberg O. (2001) acute phase response and energy balance in stable human immunodeficiency virus-infected patients: a doubly labeled water study. J Lab Clin Med. 138: 94-100.

Coustan-Smith E, Mullighan CG, Onciu M, et al. Early T-cell precursor leukaemia: a subtype of very high-risk acute lymphoblastic leukaemia. Lancet Oncol 200910 J 147-156.

Coustan-Smith E, Sancho J, Hancock ML, et al. Utilização de sangue periférico em vez de medula óssea para monitorizar a doença residual em crianças com leucemia linfoblástica aguda. Sangue 2002;100(7):2399-402

Croce CM. (2008) Oncogenes and cancer. N Engl J Med. 358(5):502-11

D

Darbyshire PJ, Lilleyman JS. Leucemia linfoblástica aguda granular da infância: um fenómeno morfológico. J Clin Pathol 1987; 40(3):251-3

Das PM, Singal R. (2004) DNA methylation and cancer. J ClinOncol. 15; 22(22):4632-42.

David J Stewart, Maria I Nunez, Jaroslav Jelinek, David Hong, Sanjay Gupta, Marcelo

Aldaz, Jean-Pierre Issa, Razelle Kurzrock e Ignacio I Wistuba (2014): Impacto da decitabina na expressão imunohistoquímica dos genes supressores tumorais putativos FHIT, WWOX, FUS1 e PTEN em amostras clínicas de *tumores_Clinical Epigenetics;* 6:13

Davidson MB, Thakkar S, Hix JK, Bhandarkar MD, Wong A, Schreiber MJ (abril de 2004). "Fisiopatologia, consequências clínicas e tratamento da síndrome de lise tumoral". Am. J. Med. 116 (8), 546-54.

Demarest RM, Dahmane N, Capobianco AJ. (2011) Notch é oncogénico dominante na leucemia linfoblástica aguda de células T. Sangue.117 (24):2901-09.

Demarest RM, Ratti F, Capobianco AJ. (2008) it's T-ALL about Notch. Oncogene. 27(38)5082-5091

Den Boer ML, van Slegtenhorst M, De Menezes RX, et al. (janeiro de 2009). "Um subtipo de leucemia linfoblástica aguda infantil com maus resultados de tratamento: um estudo de classificação de todo o genoma". Lancet *Oncol.* 10 (2): 125-34

Dowell BL, Borowitz MJ, e Boyett JM, et al. (1987): Immunologic and Clinicopathologic features of common acute lymphoblastic leukemia antigen-positive childhood T cell leukemia: Um estudo do Grupo de Oncologia Pediátrica. Cancer.59, 2020-2026.

Dworzak MN, Fritsch G, Fleischer C, et al. Multiparameter phenotype mapping of normal and post-chemotherapy B lymphopoiesis in pediatric bone marrow. Leukemia 1997; 11(8):1266-73.

Du CX, Li SQ, Wang AH, Wang Y (2014): Significância da deteção combinada de p53 e FHIT no diagnóstico de carcinoma cervical. Eur J Gynaecol Oncol ;35(3):298-300

E

Eugene B, Anthony SB, Dennis LK, Stephen Lehman LL, Larry J. (2001): Harrison principles of internal medicin.15th .ed.New York: McGraw- Hill. P 1711-1715

Eugenio Gaudio,Francesco Paduano,Riccardo Spizzo,Apollinaire Ngankeu,Nicola Zanesi,Marco Gaspari,Francesco Ortuso,Francesca LovatJonathan Rock,Grace A. Hill, Mohamed Kaou,Giovanni Cuda,Rami I. Aqeilan, ,Francesco Trapasso.(2013): Fhit Delocaliza a Anexina A4 da Membrana Plasmática para o Citosol e Sensibiliza as Células do Cancro do Pulmão para o Paclitaxel. PLoS ONE 8(11): e78610. doi: 10.1371

F

Faber J, Kantarjian H, Roberts MW, et al. Terminal deoxynucleotidyl transferasenegative acute lymphoblastic leukemia. Arch Pathol Lab Med 2000; 124(1):92-7

Faderl S, Jeha S, Kantarjian HM. The biology and therapy of adult acute Lymphoblastic leukemia. Cancro 2003; 98(7):1337-54

Farida H. El-Rashedy, Seham M. Ragab , Eman A. Badr, Ahmad H. Abd El- Reheem. (2013): anormalidades do metabolismo da glicose entre os sobreviventes de leucemia linfoblástica aguda pediátrica: Avaliação e relação com o índice de massa corporal e o rácio cintura/quadril. Cancer .110(1), 96-102

Ferrando AA, Neuberg DS, Staunton J, et al. Gene expression signatures define novel oncogenic pathways in T cell acute lymphoblastic leukemia. Cancer Cell 2002 75-87.

Feuillard J, Jacob MC, Valensi F, et al. Caraterísticas clínicas e biológicas dos tumores malignos CD4 (1) CD56 (1). Sangue 2002; 99(5):1556-63.

Fragoso R, Pereira T, Wu Y, Zhu Z, Cabe^adas J, Dias S. (2006) A ativação do VEGFR-1 (FLT-1) modula a localização e sobrevivência da leucemia linfoblástica aguda na medula óssea, determinando o aparecimento da doença extramedular. Blood. 107(4):1608-16.

Fuka G, Kauer M, Kofler R, Haas OA, Panzer-Grumayer R (2011) O gene de fusão específico da leucemia ETV6/RUNX1 perturba funções biológicas chave distintas, principalmente através da repressão genética. PLoS One. 6(10):e26348.

G

Gale KB, Ford AM, Repp R, et al. Backtracking leukemia to birth: identification of clonotypic gene fusion sequences in neonatal blood spots. Proc Natl Acad Sci U S A 1997; 94(25): 13950-4.

Garg R, Kantarjian H, Thomas D, Faderl S, Ravandi F, Lovshe D, Pierce S, O'Brien S. (2009) Adultos com leucemia linfoblástica aguda e anomalia de translocação (1;19) têm um resultado favorável com ciclofosfamida, vincristina, dox

Geetha Narayanan, Anoop TM, Reshmi CP, Priya Mary Jacob, Rekha Nair. (2013): Icterícia Obstrutiva como Apresentação Inicial de Leucemia Mieloide Aguda. Revistas Americanas de Relatos de Casos de Cancro; 1(2): 86-92

Ge GAO e David I. Smith (2014): Genes de sítios frágeis comuns muito grandes e seu papel potencial no desenvolvimento do cancro. Ciências da Vida Celulares e Moleculares; 71(23): 4601-4615

Gemma Toledol, Jesus Javier Solal, Maria Dolores Lozanol, Elena Soria1 e Javier Pardo.(2004): A perda de expressão da proteína FHIT está relacionada com uma elevada proliferação, baixa apoptose e pior prognóstico no cancro do pulmão de células não pequenas.

Patologia Moderna (2004) 17, 440-448

Ge Y, Jensen T, James SJ, Becton DL, Massey GV, Weinstein HJ, Ravindranath Y, Matherly LH, Taub JW.(2002) High frequency of the 844ins68 cystathionine-beta-synthase gene variant in Down syndrome children with acute myeloid leukemia.Leukemia. l6(ll):2339-4l.

Ghaleb Elyamany, kamal Fadalla e Abdulaziz Al Abdulaaly. (20l3) expressão anormal de CD79a, CD56 e CD7 na leucemia mieloide aguda. Pathology Discovery; doi: l0.7243/2052-7896-l-6

Glover TW, Hoge AW, Miller DE, Ascara-Wilke JE, Adam AN, Dagenais SL, et al. (l998): O gene murino Fhit é altamente semelhante ao seu ortólogo humano e mapeia para uma região de sítio frágil comum. Cancer Res; 58(l5):3409-l4.

Gokbuget N, Hoelzer D. Treatment of adult acute lymphoblastic leukemia (Tratamento da leucemia linfoblástica aguda do adulto). Semin Hematol 2009; 46(l):64-75.

Golebiowski F, Szulc A, Szutowicz A, Pawelczyk T.(2004): Ubc9-induced inhibition of diadenosine triphosphate hydrolase activity of the putative tumor suppressor protein Fhit. Arch Biochem Biophys; 428(2):l60-4.

Gomez del Arco P, KashiwagiMariko,.Jackson AF, Naito T, Zhang J, Liu F, Kee B, Vooijs M, Radtke F, Redondo JM, Georgopoulos K. (2010) A utilização de um promotor alternativo no Notch1locus apoia a sinalização independente de ligandos no desenvolvimento de células T e na leucemogénese. Immunity. 33(5):685-98.

Graux C, Cools J, Michaux L, et al. Cytogenetics and molecular genetics of T- cell acute lymphoblastic leukemia: from thymocyte to lymphoblast. Leucemia 2006 20(9) 1496-1510

Greaves M. Childhood leukaemia. (2002) BMJ. 324(7332):283-7

Greaves MF, Hariri G, Newman RA et al.(1983) Expressão selectiva do antigénio da leucemia linfoblástica aguda comum (gp 100) em células linfóides imaturas e nas suas contrapartes malignas. Blood. 61,628-639.

Greene ND, Stanier P, Moore GE. (2011) o papel emergente dos mecanismos epigenéticos na etiologia dos defeitos do tubo neural. Epigenetics. 6(7):875-83.

Grigoropoulos NF, Petter R, Van't Veer MB, et al; Leukaemia update. Parte 1: diagnóstico e tratamento. BMJ. 2013 Mar 28; 346:f1660. Doi: 10.1136/bmj.f1660.

Grumayer ER, Fasching K, Panzer S, Hettinger K, Schmitt K, Ipsiroglu S, Haas O. (2012) A não disjunção de cromossomas que conduz à leucemia linfoblástica aguda precursora de células B da infância hiperdiplóide é um evento precoce durante a leucemogénese. Blood. 100 (1)347-349.

Grupp SA, Kalos M, Barrett D, et al. Células T modificadas pelo recetor de antigénio quimérico para a leucemia linfoide aguda.N Engl J Med. 2013;368(16):1509- 1518

Gupta A. A, R. Grant, M. Shago e M. Abdelhaleem. (2004) "Ocorrência de t (8; 22) (q24.1; q11.2) envolvendo o locus MYC num caso de leucemia linfoblástica aguda pediátrica com um imunofenótipo de célula B precursora," Journal of Pediatric Hematology/ Oncology. 26(8), 532-534.

Gurney JG, Severson RK, Davis S, et al. Incidência de cancro em crianças nos Estados Unidos. Taxas específicas por sexo, raça e idade de 1 ano por tipo histológico. Cancro 1995; 75(8):2186-95

H

Hagop M. Kantarjian, Moshe Talpaz, Susan O'Brien, Taghi Manshouri, Jorge Cortes, Francis Giles e et al. Significance of FHIT Expression in Chronic Myelogenous Leukemia. Clinical Cancer Research, 1999; 4059(5): *4059-4064.*

Hallas C, Albitar M, Letofsky J, Keating MJ, Huebner K e Croce CM: Perda de expressão de FHIT na leucemia linfoblástica aguda. Clin. Cancer Res, 1999; 5: 2409-2414

Han S, Lan Q, Park AK, Lee KM, Park SK, Ahn HS, Shin HY, Kang HJ, Koo HH, Seo JJ, Choi JE, Ahn YO, Chanock SJ, Kim H, Rothman N, Kang D. (2010) Polimorfismos nos genes da imunidade inata e risco de leucemia infantil. Hum Immunol. 71(7):727-30.

Hao Zuo, Grace PW Chan, Jing Zhu, Wendy WS Yeung, Anthony SL Chan, Hermann Ammer e Yung H Wong.(2013): Interação dependente da ativação entre as subunidades Gaq e o supressor de tumor Fhit. Comunicação e Sinalização Celular; 11:59

Harpani P, BJ Parmar, Makwana A. (2012) Perfil Clinicopatológico da Leucemia Aguda em Crianças. J. Nepal Paediatr. Soc.32 (2), 95-98.

Hatano M, Roberts CW, Minden M, et al. Desregulação de um gene homeobox, HOX11, pelo t(10;14) na leucemia de células T. Science 1991; 253(5015):79-82.

Heltemes-Harris LM, Willette MJ, Ramsey LB, Qiu YH, Neeley ES, Zhang N, Thomas DA, Koeuth T, Baechler EC, Kornblau SM, Farrar MA. (2011) A deficiência de haploinsuf Ebfl ou Pax5 sinergiza com a ativação de STAT5 para iniciar a leucemia linfoblástica aguda. JExp Med. 208(6):1135-49.

Hideshi Ishiil, Andrea Vecchione, Yutaka Furukawa, Krittaya Sutheesophon, Shuang-Yin Han, Teresa Druck, Tamotsu Kuroki, Francesco Trapasso, Miki Nishimura, Yasushi Saito, Keiya Ozawa, Carlo M. Croce, Kay Huebner e Yusuke Furukawa (2003): Expressionof FRA16D/WWOX and FRA3B/FHIT Genes in Hematopoietic Malignancies. Mol Cancer Res 1 de novembro; 940

Hoelzer D (2012) Opinião de Perito / Lancet Oncology: Comentário Terapia Anti-CD22 na Leucemia Linfoblástica Aguda. The lancet *oncology,* **13**(4)**:**329-331.

Hoffbrand, Victor; Moss, Paul; Pettit, John (31 de outubro de 2006). *Hematologia essencial.* Wiley.ISBN 978-1-4051-3649-5. Recuperado em 14 de setembro de 2013

Horigome H, Sumazaki R, Iwasaki N, et al. Doença cardíaca eosinofílica fatal numa criança com neurofibromatose-1 complicada por leucemia linfoblástica aguda. Heart Vessels 2005;20(3): 120-2.

Hrusak O, Porwit-MacDonald A. (2002) Antigen expression patterns reflecting genotype of acute leukemias. Leukemia. 16, 1233-1258.

Hsieh JJ, Ernst P, Erdjument-Bromage H, Tempst P, e Korsmeyer SJ. (2003) Proteolitic cleavage of MLL generates a complex of N and C terminal fragments that conferers protein stability and subnuclear localization, Molecular and Cellular Biology. 23(1):186-94.

Huang Y, Garrison PN, Barnes LD. (1995): Clonagem do gene de Schizosaccharomyces pombe que codifica a hidrolase assimétrica de diadenosina 50, 5^2 - P1, P4-tetrafosfato (Ap4A): semelhança de sequência com a família de proteínas da tríade de histidina (HIT). Biochem J; 312:925-932.

Huh YO, Smith TL, Collins P, et al. Terminal deoxynucleotidyl transferase expression in acute myelogenous leukemia and myelodysplasia as determined by flow cytometry. Leuk Lymphoma 2000; 37(3-4):319- 31.

I

Ishii, H., Dumon, K. R., Vecchione, A., Fong, L. Y., Baffa, R., Huebner, K., e Croce, C. M. (2003); Potencial terapia do cancro com o gene da tríade frágil da histidina: revisão dos estudos pré-clínicos. JAMA, 286: 2441 - 2449

J

Jaiswal S, Jamieson CH, Pang WW, Park CY, Chao MP, Majeti R, Traver D, van Rooijen N, Weissman IL. (2009) CD47 is upregulated on circulating hematopoietic stem cells and leukemia cells to avoid phagocytosis. Cell. 138(2):271-85.

Jascur, T, Boland, C.R. Structure and function of the components of the human DNA mismatch repair system. Int. J. Cancer 2006, 119, 20302035

Jeevan Kumar, Afaq Ahmad Khan, Amrita Saraf, Manorama Bhargava . (2014) Expressão de CD20 na Leucemia Linfoblástica Aguda Precursora de Células B. Jornal de Hematologia e Transfusão de Sangue.30(1), 1618

Jenna R. Karras, Carolyn A. Paisie e Kay Huebner.(2014): Estresse replicativo e o gene FHIT: papéis na supressão de tumores, estabilidade do genoma e prevenção da carcinogênese. Cancros; 6: 1208-1219

Jennifer A Boylston e Charles Brenner. (2014): Um *modelo de knockdown com fumo revela* FHIT como um *repressor da Heme oxigenase* 1. Ciclo celular. Ciclo Celular; 13 (18):2913-30

Jerry M. Cuttler A incidência de leucemia em 96 000 sobreviventes da bomba atómica de Hiroshima é uma prova irrefutável de que o modelo LNT está errado Arch Toxicol DOI 10.1007/s00204-014-1207-9(2014)

Jiang Lin, Dong-ming Yao, Jun Qian, Ya-li Wang, Lan-xiu Han (2008): Estado de metilação do gene da tríade frágil de histidina (*FHIT*) e seu impacto clínico no prognóstico de pacientes com síndrome mielodisplásica. Leukemia Research Volume 32, Número 10, outubro de 2008, Páginas 1541-1545

Jiayun Ge, Simin Shen, Xiaowen Zhang, Kun Wang, Bo Liu, Deyun Sun

Lin Wang (2013): A superexpressão de FHIT em células de hepatoma HepG2 afeta o crescimento e a expressão de ciclina D1 in vitro MEDICINA EXPERIMENTAL E TERAPÊUTICA 7: 311-315

Juco J, Holden JT, Mann KP, et al. Immunophenotypic analysis of anaplastic large cell lymphoma by flow cytometry (Análise imunofenotípica do linfoma anaplásico de grandes células por citometria de fluxo). Am J Clin Pathol 2003; 119(2):205-12.

JUNMEI GONG, BIJIA WU, TIANJIAN GUO, SILANG ZHOU, BENFU HE, e XINZHAO PENG.(2014): Hyperleukocytosis: Um relato de cinco casos e revisão da literatura. Oncol Lett; 8(4): 1825-1827.

K

Kager L, Cheok M, Yang W, et al. A expressão do gene da via do folato difere nos subtipos de leucemia linfoblástica aguda e influencia a farmacodinâmica do metotrexato. J Clin Invest 2005; 115(1):110-7.

Kalender Atak Z, De Keersmaecker K, Gianfelici V, Geerdens E, Vandepoel R, Pauwels D, Porcu M, Lahortiga I, Brys V, Dirks WG, Quentmeier H, Cloos J, Cuppens H, Uyt tebroeck A, Vandenberghe P, Cools J, Aerts S. (2012) High accuracy mutation detection in leukemia on a selected panel of cancer genes. PLoS One.7 (6):e38463

Kamdar KY, Krull KR, El-Zein RA, Brouwers P, Potter BS, Harris LL, Holm S, Dreyer Z,

Scaglia F, Etzel CJ, Bondy M, Okcu MF. (2011) Os polimorfismos da via do folato prevêem défices na atenção e na velocidade de processamento após a terapia da leucemia infantil. Pediatr Blood Cancer.57 (3):454-60

Kantarjian H, Thomas D, O'Brien S, et al. Long-term follow-up results of hyperfractionated cyclophosphamide, vincristine, doxorubicin, and dexamethasone (Hyper-CVAD), a dose-intensive regimen, in adult acute lymphocytic leukemia. Cancro 2004; 101(12):2788-801.

Kawamura E,Habu D,Kurooka H,Huyashi T, Oea,Kotani J et al . (2006): Crise blástica de leucemia de células T do adulto em paciente com insuficiência hepática. Jornal indiano de gastroenterologia; 25(1):29

Kawabata, N; Ogawa, S; Zimmermann, M; Kato, M; Sanada, M; Hemminki, K; Yamatomo, G; Nannya, Y; Koehler, R; Flohr, T; Miller, CW; Harbott, J; Ludwig, WD; Stanulla, M; Schrappe, M; Bartram, CR; Koeffler, HP (15 de janeiro de 2008). "Alelo-cariotipagem molecular de leucemias linfoblásticas agudas pediátricas por microarray genómico de oligonucleótidos de polimorfismo de nucleótido único de alta resolução". *Blood* 111 (2): 776-784

Kay Huebner, Joshua C. Saldivar, Jin Sun, Hidetaka Shibata e Teresa Druck. (2011): Hits, Fhits e Nits: Para além das funções enzimáticas. Adv Enzyme Regul; 51(1): 208-217.

Kees UR, Heerema NA, Kumar R, et al. A expressão de HOX11 na leucemia linfoblástica aguda da linhagem T da infância pode ocorrer na ausência de aberração citogenética em 10q24: um estudo do Children's Cancer Group (CCG). Leukemia 2003; 17(5):887-93.

Keeting M.J. Smith TL, Gehan EA. 1982 uma análise de factores de prognóstico para utilização no desenvolvimento de modos de prognóstico na leucemia aguda do adulto. Cancro; 50:456-445

Kees UR, Heerema NA, Kumar R, et al. A expressão de HOX11 na leucemia linfoblástica aguda da linhagem T da infância pode ocorrer na ausência de aberração citogenética em 10q24: um estudo do Children's Cancer Group (CCG). Leukemia 2003; 17(5):887-93.

Ke Ma, Li Qiu, Kristin Mrasek, Jun Zhang, Thomas Liehr, Luciana Goncalves Quintana e Zheng Li (2012): Common Fragile Sites: Hotspots genómicos de danos no ADN e carcinogénese. Int. J. Mol. Sci; 13:11974-11999

Kennedy, S.R.; Salk, J.J.; Schmitt, M.W.; Loeb, L.A. (2013): O sequenciamento ultrassensível revela um aumento relacionado à idade em mutações mitocondriais somáticas que são inconsistentes com danos oxidativos. PLoS Genet; 9: e1003794

Keqiu Li, Yaqing Jing, Caihong Yang, Shasha Liu, Yuxia Zhao, Xiaobo He, Fei Li, Aumento da expressão de genes associados à leucemia em trabalhadores expostos ao benzeno *Scientific Reports* 4, Número do artigo: 5369 doi:10.1038/srep05369

Kimberly M. Maize, Carston R. Wagner e Barry C. Finzel. (2013): Caracterização estrutural da tríade de histidina humana. FEBS Journal; 280: 3389-3398

Kinlen LJ. Epidemiological evidence for an infective basis in childhood leukaemia (Provas epidemiológicas de uma base infecciosa na leucemia infantil). BrJ Cancer 1995;71(1):1-5.

Knowles DM. (1986) the human T cell leukemias: Caraterísticas clínicas, citomorfológicas, imunofenotípicas e genotípicas. Hum Pathol.17, 14-33

Kohlmann A, Schoch C, Dugas M, Schnittger S, Hiddemann W, Kern W, Haferlach T. (2005)

new insights into MLL gene rearranged acute leukemias using gene expression profiling: shared pathways, lineage commitment, and partner genes. Leukemia. 9(6): 953-64

KOICHI SUGIMOTO, KONAGI YAMADA, KIYOSHI MIYAGAWA, e HISAMARU HIRAI, KAZUO OSHIMI (1997): Diminuição ou Alteração da Expressão do Gene FHIT em Leucemias Humanas. Células estaminais: 15:223-228.

Komrokji R, Lancet J, Felgar R, et al. Leucemia de Burkitt com imunofenótipo de células B precursoras e morfologia atípica (leucemia/linfoma de Burkitt atípico): relato de caso e revisão da literatura. Leuk Res 2003; 27(6):561-6.

Kroft SH. Papel da citometria de fluxo na hematopatologia pediátrica. Am J Clin Pathol (2004) suppl (122):s19-32.

Krajinovic M, Lemieux-Blanchard E, Chiasson S, Primeau M, Costea I, Moghrabi A . (2004) Role of polymorphisms in MTHFR and MTHFD1 genes in the outcome of childhood acute lymphoblastic leukemia. Pharmacogenomics J. 4(1):66-72

L

Lambrou GI, Papadimitriou L, Chrousos GP, Vlahopoulos SA. (janeiro de 2012). "Impacto do inibidor de glicocorticóide e proteassoma no linfoblasto leucêmico: sinais múltiplos e diversos convergindo em alguns reguladores-chave a jusante". Mol *Cell Endocrinol.* 351 (2): 142-51.

Larsen G, Loghman-Adham M. (1996) Acute renal failure with hyperuricemia as initial presentation of leukemia in children. J Pediatr Hematol Oncol. 18,191-194

Lee HJ, Thompson JE, Wang ES, Wetzler M. (2011) Leucemia linfoblástica aguda com cromossoma Filadélfia positivo: tratamento atual e perspectivas futuras. 117(8):1583-94

Lefrere JJ, Ferrer-le-coeur F, Lambin P. (1990) Fibrinogen concentration in asymptomatic HIV-infected individuals. AIDS. 4, 1033.

Leong KG, Karsan A. Recent insights into the role of Notch signaling in tumorigenesis. (2000) Blood. 107(6):2223-33.

Liang DC, Yang CP, Lin DT, Hung IJ, Lin KH, Chen JS, Hsiao CC, Chang TT, Peng CT, Lin MT, Chang TK, Jaing TH, Liu HC, Wang LY, Yeh TC, Jou ST, Lu MY, Cheng CN, Sheen JM, Chiou SS, Wu KH, Hung GY, Chen RL, Chen SH, Cheng SN, Chang YH, Chen BW, Ho WL, Wang JL, Lin ST, Hsieh YL, Wang SC, Chang HH, Yang YL, Huang FL, Chang CY, Chang WH, Lin KS. (2010) Resultados a longo prazo dos estudos do Taiwan Pediatric Oncology Group de 1997 e 2002 para a leucemia linfoblástica aguda infantil. 24(2):397-405.

Lightfoot TJ, Johnston WT, Painter D, Simpson J, Roman E, Skibola CF, Smith MT, Allan JM, Taylor GM. (2010) Estudo sobre o cancro infantil no Reino Unido. Genetic variation in the folate metabolic pathway and risk of childhood leukemia.Blood.115 (19):3923-9.

Lightfoot TJ, Skibola CF, Willett EV, Skibola DR, Allan JM, Coppede F, Adamson PJ, Morgan GJ, Roman E, Smith MT. (2005) Risco de linfoma não-Hodgkin associado a polimorfismos nos genes de metabolização do folato. Cancer Epidemiol Biomarkers Prev. 14(12):2999-3003.

Lilleyman JS, Hann IM, Stevens RF, et al. Blast cell vacuoles in childhood lymphoblastic leukaemia. Br J Haematol 1988; 70(2):183-6.

Lin Ji, Bingliang Fang, Nancy Yen, et al.(2013): Indução de apoptose e inibição da tumorigenicidade e crescimento tumoral pela superexpressão do gene da tríade de histidina frágil (FHIT) mediada por vetor de adenovírus. Cancer Res; 59:3333-3339.

Lin PM, Liu TC, Chang JG, Chen TP, Lin SF. Transcrições FHIT aberrantes na leucemia mieloide aguda. Br J Hematol. 1997 Dec; 99(3):612-7.

Li S, Lew G. Is B-lineage acute lymphoblastic leukemia with a mature phenotype and l1 morphology a precursor B-lymphoblastic leukemia/lymphoma or Burkitt leukemia/lymphoma? Arch Pathol Lab Med 2003; 127(10):1340-4.

Lo NL, Cazzaniga G, Di Cataldo A, et al. Estabilidade clonal em crianças com leucemia linfoblástica aguda (LLA) que recaíram cinco ou mais anos após o diagnóstico. Leukemia 1999;13(2):190-5.Longo, D; Fauci, A;

Kasper, D; Hauser, S; Jameson, J; Loscalzo, J (2011). *Princípios de Medicina Interna de Harrison* (18 ed.). New York: McGraw-Hill Professional. ISBN 978-0-07174889-6.

Lordelo GS, Miranda-Vilela AL, Akimoto AK, Alves PC, Hiragi CO, Nonino A, Daldegan MB, Klautau-Guimaraes MN, Grisolia CK. (2012) Associação entre os polimorfismos dos genes da metileno tetrahidrofolateredutase e da glutationa S-transferase M1 68 Epidemiologia Clínica da Leucemia Linfoblástica Aguda - Das Moléculas à Clínica

Lorsbach RB, Onciu M, Behm FG. Deposição de fibras de reticulina na medula óssea em doentes pediátricos com leucemia linfoblástica aguda. Mod Pathol 2002; 15(1)1048.

M

Mancini M, Scappaticci D, Cimino G, et al. Uma classificação genética abrangente da leucemia linfoblástica aguda do adulto (LLA): análise do protocolo GIMEMA 0496. Sangue 2005; 105(9):3434-41.

Marchesi F, Girardi K, Avvisati G. (2011) Caraterísticas Patogenéticas, Clínicas e Prognósticas da Leucemia Linfoblástica Aguda de Células B do Adulto t(4;11)(q21;q23)/MLL-AF4Positiva. AdvHematol. 2011; 2011:62162.

Martinelli G, Iacobucci I, Storlazzi CT, Vignetti M, Paoloni F, Cilloni D, Soverini S, VitaleA, Chiaretti S, Cimino G, Papayannidis C, Paolini S, Elia L, Fazi P, Meloni G, AmadoriS, Saglio G, Pane F, Baccarani M, Foa R. (2009) As deleções de IKZF1 (Ikaros) na leucemia linfoblástica aguda BCR- ABL1-positiva estão associadas a uma curta sobrevivência livre de doença e a uma elevada taxa de incidência cumulativa de recidiva: A GIMEMA AL WP Report. J ClinOncol. 27(31):5202- 07.

Martm-Subero JI, Odero MD, Hernandez R, et al. (agosto de 2005). "Amplificação da fusão IGH/MYC em linfomas de células B do centro germinal IGH/BCL2-positivos clinicamente agressivos". Genes Chromosomes Cancer 43 (4): 414-23.

McKenna RW, Washington LT, Aquino DB, et al. Immunophenotypic analysis ofhematogones (B-lymphocyte precursors) in 662 consecutive bone marrow specimens by 4-color flow cytometry. Sangue 2001; 98(8):2498-507.

McWhirter JR, Neuteboom ST, Wancewicz EV, Monia BP, Downing JR, Murre C (setembro de 1999). "O fator de transcrição homeodomínio oncogénico E2A-Pbx1 ativa um novo gene WNT na leucemia linfoblastóide aguda pré-B". Proc. Natl. Acad. Sci. U.S.A. 96 (20): 11464-9.

Messinger YH, Gaynon PS, Sposto R, van der Giessen J, Eckroth E, Malvar J, Bostrom BC; Consórcio de Avanços Terapêuticos em Leucemia e Linfoma Infantil (TACL). (julho de 2012).

"Bortezomib com
A quimioterapia é altamente ativa na leucemia linfoblástica aguda avançada de precursores B: Therapeutic Advances in Childhood Leukemia & Lymphoma (TACL) Study". *Blood.* 120(2): 285-90

Meyer C, Kowarz E, Hofmann J, Renneville A, Zuna J, Trka J, Ben Abdelali R, Macintyre E, De Braekeleer E, De Braekeleer M, Delabesse E, de Oliveira MP, Cave H, Clappier E, van Dongen JJ, Balgobind BV, van den Heuvel-Eibrink MM, Beverloo HB, Panzer-Grumayer R, Teigler-Schlegel A, Harbott J, Kjeldsen E, Schnittger S, Koehl U, Gruhn B, Heidenreich O, Chan LC, Yip SF, Krzywinski M, Eckert C, Moricke A, Schrappe M' Alonso CN, Schafer BW, Krauter J, Lee DA, ZurStadt U, TeKronnie G, Sutton R, Izraeli S, Trakhtenbrot L, Lo Nigro L, Tsaur G, Fechina L, Szczepanski T, Strehl S, Ilencikova D, Molkentin M, Burmeister T, Dingermann T, Klingebiel T, Marschalek R. (2009) New Insights to the MLL recombinome of acute leukemias. Leukemia. 23(8):1490-9.

Milani L, Lundmark A, Nordlund J, Kiialainen A, Flaegstad T, Jonmundsson G, Kanerva J, Schmiegelow K, Gunderson KL, Lonnerholm G, Syvanen AC. (2009) Os padrões de expressão genética específicos de alelos em células leucémicas primárias revelam a regulação da expressão genética pela metilação de sítios CpG. Gen Research. 19 (1):1-11.

Milne TA, Briggs SD, Brock HW. (2002) MLL targets SET domain methyltransferase activity to Hox gene promoters, Molecular Cell. 10(5):1107-17

Mona M. Taalab1, Iman M. Fawzy2*, Enas F. Goda3 e Eman M. Abdul Salam4: BAALC Gene Expression in Adult B-precursor Acute Lymphoblastic Leukemia: Impacto no Prognóstico. J Blood Disorders Transf, 2014. Volume 5 - Edição 7. 1000220

Moorman, AV; Harrison, CJ; Buck, GA; Richards, SM; Secker-Walker, LM; Martineau, M; Vance, GH; Cherry, AM; Higgins, RR; Fielding, AK; Foroni, L; Paietta, E; Tallman, MS; Litzow, MR; Wiernik, PH; Rowe, JM; Goldstone, AH; Dewald, GW; Grupo de Trabalho sobre Leucemia em Adultos, Conselho de Investigação Médica/Investigação Nacional sobre o Cancro, Instituto (15 de abril de 2007). "O cariótipo é um fator de prognóstico independente na leucemia linfoblástica aguda do adulto (LLA): análise de dados citogenéticos de doentes tratados no ensaio UKALLXII/Eastern Cooperative Oncology Group (ECOG) 2993 do Medical Research Council (MRC).". *Blood* 109 (8): 3189-3197.

Moorman AV, Chilton L, Wilkinson J, Ensor HM, Bown N, Proctor SJ. (2010) Estudo citogenético baseado em populações de adultos com leucemia linfoblástica aguda. Sangue.115 (6):206-214.

Morgan S Schrock , Kay Huebner . (2015): *WWOX:* Um supressor de tumor frágil. Exp Biol Med (Maywood); 240(3): 296-304

Moriya K, Suzuki M, Watanabe Y, Takahashi T, Aoki Y, Uchiyama T, Kumaki S, Sasahara Y, Minegishi M, Kure S, Tsuchiya S, Sugamura K, Ishii N. (2012) Desenvolvimento de um modelo de leucemogénese em várias etapas de leucemia com MLL-Rearranged utilizando ratinhos humanizados. PLoS One. 7(6):e37892..

Mullighan CG, Goorha S, Radtke I, et al. Genome-wide analysis of genetic alterations in acute lymphoblastic leukaemia. Nature 2007; 446(7137):758-64.

Mullighan CG, Goorha S, Radtke I, Miller CB, Coustan-Smith E, Dalton JD, Girtman K Mathew

S, Ma J, Pounds SB, Su X, Pui CH, Relling MV, Evans WE, Shurtleff SA, Downing JR. (2007) Genome-wide analysis of genetic alterations in acute lymphoblastic leukaemia. Nature.446 (7137):758-64.

Mullighan CG, Phillips LA, Su X, et al. Análise genómica das origens clonais da leucemia linfoblástica aguda recidivante. Science 2008; 322(5906):1377-80.

Mullighan CG, Su X, Zhang J, et al. Deletion of IKZF1 and Prognosis in Acute Lymphoblastic Leukemia (Eliminação de IKZF1 e Prognóstico na Leucemia Linfoblástica Aguda). N Engl J Med 2009

N

Naba H, Greaves M, Mullighan CG. Leucemia linfoblástica aguda.Lancet. 2013;381(9881):1943-195517.

Navid F, Mosijczuk AD, Head DR, et al. Leucemia linfoblástica aguda com a translocação (8'14) (q24;q32) e morfologia FAB L3 associada a um imunofenótipo de precursor B: a experiência do Grupo de Oncologia Pediátrica. Leucemia 1999; 13(1):135-41.

Nazki FH, Masood A, BandayMA, Bhat A, GanaiBA. (2012) Polimorfismo da região do cancro da timidilato sintase não relacionado com a suscetibilidade para leucemia linfoblástica aguda na população da Caxemira. Mol. Res. 11 (2): 906-17

Nelson BP, Treaba D, Goolsby C, et al. Surface immunoglobulin positive Lymphoblastic leukemia in adults; a genetic spectrum. Leuk Lymphoma 2006; 47(7):1352-9.

Nephew KP, Huang TH. Epigenetic gene silencing in cancer initiation and progression. Cancer Lett.2003; 190:125-133.

Nishizaki M, Sasaki J, Fang B, Atkinson EN, Minna JD, e Roth JA, et al. (2004): Synergistic tumor suppression by coexpression of FHIT and p53 coincides with FHIT-mediated MDM2 inactivation and p53 stabilization in human non-small cell lung cancer cells. Cancer Res; 64(16):5745-52.

Noriko Hosoya and Kiyoshi Miyagaw Targeting DNA damage response in cancer therapy Volume 105, Número 4, páginas 370-388, abril 2014

O

Oliveira LC1, Romano LG, Prado-Junior BP, Covas DT, Rego EM, De Santis GC.(2010): Desfecho de pacientes com leucemia mieloide aguda com hiperleucocitose no Brasil. Med Oncol. 2010 Dec; 27(4):1254-9

Olme CH, Finnon R, Brown N, Kabacik S, Bouffier SD, et al. (2013) Deteção de células vivas da deleção do cromossoma 2 e da perda de Sfpi1/PU1 na leucemia mieloide aguda de ratinho induzida por radiação. Leuk Res 37: 1374-1382

Onciu M, Lorsbach RB, Henry EC, et al. Células linfóides positivas para desoxinucleotidil transferase terminal em gânglios linfáticos reactivos de crianças com tumores malignos: incidência, padrão de distribuição e imunofenótipo em 26 doentes. Am J Clin Pathol 2002; 118(2):248- 54

Onciu M, Behm FG, Raimondi SC, et al. O linfoma anaplásico de grandes células ALK-positivo com envolvimento leucémico do sangue periférico é uma entidade clinicopatológica com um prognóstico desfavorável. Relato de três casos e revisão da literatura. Am J Clin Pathol 2003; 120(4):617-25.

Ozdemirli M, Fanburg-Smith JC, Hartmann DP, et al. Differentiating Lymphoblastic lymphoma and Ewing's sarcoma: lymphocyte markers and gene rearrangement. Mod Pathol 2001; 14(11):1175-82.

P

Pace HC, Hodawadekar SC, Draganescu A, Huang J, Bieganowski P, Pekarsky Y, et al.(2000): A estrutura cristalina da proteína de pedra de Roseta NitFhit do verme revela um tetrâmero Nit que liga dois dímeros Fhit. Curr Biol; 10(15):907-17

Pakakasama S, Kajanachumpol S, Kanjanapongkul S, et al. (agosto de 2008). "RT-PCR multiplex simples para identificar transcrições de fusão comuns na leucemia aguda infantil". Int J Lab *Hematol* 30(4): 286-91.

Peter H. Asdahla, , , Linda F. Warnerb, Knud Bendixc, Henrik Haslea.(2014) Insuficiência renal aguda e hemograma normal: Uma apresentação rara de leucemia linfoblástica aguda de células T. Relatório de pesquisa de leucemia.3(1),14- 16.

Palomero T, Lim WK, Odom DT, Sulis ML, Real PJ, Margolin A, Barnes KC, O'Neil J' Neuberg D, Weng AP, Aster JC, Sigaux F, Soulier J, Look AT, Young RA, Califano A' Ferrando AA. (2006) NOTCH1 regula diretamente c-MYC e ativa uma rede de transcrição feed-forwardloop que promove o crescimento de células leucémicas. ProcNatlAcadSci USA. 103 (48):18261-18266.

Pedersen-Bjergaard J, Andersen MK, Christiansen DH, Nerlov C. (2002) Genetic path ways in therapy-related myelodysplasia and acute myeloid leukemia. Blood. 99(6):1909-1912.

Pekarsky Y, Campiglio M, Siprashvili Z, Druck T, Sedkov Y, e Tillib S, et al. (1998): Os homólogos de Nitrilase e Fhit são codificados como proteínas de fusão em Drosophila melanogaster e Caenorhabditis elegans. Proc Natl Acad Sci SA; 95 (15): 8744 -8749.

Pichiorri F, Okumura H, Nakamura T, Garrison PN, Gasparini P, Suh SS, et al. (2009): Correlação das caraterísticas estruturais das proteínas da tríade frágil de histidina (Fhit) com interações efectoras e funções biológicas. J Biol Chem; 284(2):1040-9.

Pichiorri, F.; Palumbo, T.; Suh, S.S.; Okamura, H.; Trapasso, F.; Ishii, H.; Huebner, K.; Croce, C.M. (2008): FHIT tumor suppressor: Guardião do genoma pré-neoplásico. Future Oncol; 4: 815-824

Pierce BA. (2009) Genetica del Cancer in Genetica un enfoque concetual 3 a edicion. Ed, Panamericana. 624-44.

Pilozzi E, Pulford K, Jones M, et al. Co-expressão de CD79a (JCB117) e CD3 por linfoma linfoblástico. J Pathol 1998; 186(2):140-3.

Pituch-Noworolska A1, Hajto B, Mazur B, Sonta-Jakimczyk D, Balwierz W, Janota-Krawczyk E, Kowalska H, Malinowska I, Modzelewska M, Wasik M. (2001) Expressão de CD20 em células de leucemia linfoblástica aguda em crianças. Neoplasma .48(3), 182-7.

Poplack DG. (1985) ALL in childhood, Simpósio em Oncologia Pediátrica, Pediatr Clin N A. 32, 669- 697.

Pui C, Relling M e Downing J (2004): Acute lymphoblastic leukemia. N Engl JMed 350: 1535-1548.

Pui CH. Leucemia linfoblástica aguda. In: Pui CH, editor. Childhood leukemias. New York: Cambridge University Press; 2006. p. 439-72

Pui CH. (2009) leucemia linfoblástica aguda: introdução. SeminHematol. 46(1):1-2

Pui CH, Campana D, Evans WE. Childhood acute lymphoblastic leukaemia current status and future perspectives. Lancet Oncol 2001; 2(10):597- 607.

Pui CH, Carroll WL, Meshinchi S, Arceci RJ. (2011) Biologia, estratificação do risco e terapia das leucemias agudas pediátricas: uma atualização. J ClinOncol. 29(5): 551-65.

Pui CH, Relling MV, Evans WE. Papel da farmacogenómica e da farmacodinâmica no tratamento da leucemia linfoblástica aguda. Best Pract Res Clin Haematol 2002;15 (4):741-56.

PUJARI K.N, S. P. JADKAR1 E G. J. BELWALKAR (2012) NÍVEIS DE LACTATO DESIDROGENASE EM LEUCEMIAS .International Journal of Pharma and Bio Sciences; 3(1).

Q

Qiang Huang, Zhen Liu, Fang Xie, Chenhai Liu, Feng Shao, Cheng-lin Zhu e Sanyuan Hu.(2014): A tríade frágil de histidina (FHIT) suprime a proliferação e promove a apoptose em células de colangiocarcinoma, bloqueando a via PI3K-Akt. Jornal Científico Mundial; 179698: 1-7.

R

Rabeah Abbas Al-Temaimi, Sindhu Jacob , Waleed Al-Ali, e Diana Ann Thomas, Fahd Al-Mulla. (2013): A expressão reduzida de FHIT está associada a um fenótipo de cancro colorrectal deficiente na reparação de incompatibilidades e com um fenótipo de metilador de ilha CpG elevado. Journal of Histochemistry & Cytochemistry 61(9) 627-638.

Raju SR Adduri, Viswakalyan Kotapalli, Neha A Gupta, Swarnalata Gowrishankar, Mukta Srinivasulu, Mohammed Mujtaba Ali, Subramanyeshwar Rao, Shantveer G Uppin, Umanath K Nayak, Snehalatha Dhagam, Mohana Vamsy Chigurupati e Murali Dharan Bashyam (2014): A estabilização nuclear de P53 está associada à perda de FHIT e à idade mais jovem de início no carcinoma de células escamosas da língua oral BMC Clinical Pathology ; 14:37

Rashmi R Bhat (Singh), Pratibha S Amare (Kadam)(2012): Investigação de loci de deleção recorrentes específicos do carcinoma de células renais convencional por alelotipagem comparativa nos principais carcinomas epiteliais. Revista indiana de urologia; 28 (1): 47-52

Roberson JR, Spraker HL, Shelso J, Zhou Y, Inaba H, Metzger ML, et al.(2009) Clinical consequences of hyperglycemia during remission induction therapy for pediatric acute lymphocytic leukemia. Leukemia.23 (2), 245-50.

Robien K, Ulrich CM. (2003) 5, 10-Methylenetetrahydrofolate reductase polymorphisms and leukemia risk: a HuGEminireview. Am J Epidemiol.157 (7):571-82.

Roopali Fotra, Shashi Gupta, Subash Gupta, Sumit Koul (2014): aneuploidia somal por hibridação in situ de fluorescência interfásica (FISH) no carcinoma de células escamosas do colo do útero na região de Jammu do estado de J e K Journal of Cancer Research and Therapeutics;10(2):317-323

Rosanda C, Cantu-Rajnoldi, Invernizzi R et al. (1992) B-cell acute lymphoblastic Leukemia (BALL): Relato de 17 casos pediátricos. Haematologica.77, 151-155.

Rossi JG, Felice MS, Bernasconi AR, et al. Leucemia aguda de linhagem de células dendríticas na infância: incidência, caraterísticas biológicas e desfecho. Leuc Lymphoma 2006; 47(4):715-25.

Ross ME, Zhou X, Song G, et al. Classification of pediatric acute Lymphoblastic leukemia by gene expression profiling. Blood 2003; 102(8):2951-9.

Rudolph C, Hegazy AN, von Neuhoff N, et al. (agosto de 2005). "Caracterização citogenética de uma linha celular de ratinho transduzida por BCR-ABL". Cancer Genet. Cytogenet. 161 (1): 51-6

Rushton L, Schnatter AR, Tang G, Glass DC (2014) Leucemias mielóides agudas e linfóides crónicas e exposição ao benzeno de baixo nível entre os trabalhadores do petróleo. Br J Cancer 110: 783-787

Rytting, ME, ed. (novembro de 2014). "Leucemia aguda". *Manual Merck Profissional.* Merck Sharp & Dohme Corp.

S

Saldivar, J.C.; Bene, J.; Hosseini, S.A.; Miuma, S.; Horton, S.; Heerema, N.A.; Huebner, K.(2013): Caracterização do papel de FHIT na supressão de danos no DNA. Adv. Biol. Regul; 53, 77-85

Sanda T, Li X, Gutierrez A, Ahn Y, Neuberg DS, O'Neil J, Strack PR, Winter CG, Winter SS, Larson RS, BoehmerHv, (2010) Look AT. Interligação das vias moleculares na patogénese e na sensibilidade aos medicamentos da leucemia linfoblástica aguda de células T. Blood.

115(9):1735-45.

Satoshi Miuma, Joshua C. Saldivar, Jenna R. Karras, Catherine E. Waters, Carolyn A. Paisie. (2013): A instabilidade global do genoma induzida pela deficiência de Fhit promove a mutação e a expansão clonal. PLoS One; 8(11): e80730.

Satter M, James DG. (2003) Mecanismos Moleculares de Transformação pelo Oncogene BCR-ABL. Sem em Hematol. 40:4-10.

Schnittger S, Kinkelin U, Schoch C, Heinecke A, Haase D, Haferlach T, Buchner T, Wormann B, Hiddemann W, Griesinger F. (2000) Screening for MLL tandem duplica tion in 387 unselected patients with AML identify a prognostically unfavorable subset of AML. Leukemia.14 (5):796-804.

Schumacher HR, Champion JE, et al. Leucemia linfoblástica aguda - variante em espelho de mão. Uma análise de um grande grupo de pacientes. Am J Hematol 1979;7(1):11-7.

Seegmiller, A.C., Kroft, S.H., Karandikar, N.J. & McKenna, R.W. (2009) Characterization of immunophenotypic aberrancies in 200 cases of B acute lymphoblastic leukemia. American Journal of Clinical Pathology.132, 940-949.

Seiter, K (5 de fevereiro de 2014). Sarkodee-Adoo, C; Talavera, F; Sacher, RA; Besa, EC, ed. "Leucemia linfoblástica aguda". Referência Medscape. WebMD. Recuperado em 17 de abril de 2014Semba S, Han SY, Qin HR, McCorkell KA, Iliopoulos D, Pekarsky Y, et al. (2006): Biological functions of mammalian Nit1, the counterpart of the invertebrate NitFhit Rosetta stone protein, a possible tumor suppressor. J Biol Chem; 281(38):28244-53

Sevilla, D.W., Colovai, A.I., Emmons, F.N., Bhagah G. & Alobeid, B. (2010) Hematogones: a review and update. Leukemia & Lymphoma. 51, 10- 19

Shaffer LG, Slovak ML, Campbell LJ.Neoplasia em ISCN (2009): Um sistema internacional para a nomenclatura citogenética humana.2009; 8896.

Sharma poudel B, Kark L. (2007): Função hepática anormal e esplenomegalia no doente com leucemia aguda recentemente diagnosticada. Nepal Med ASSoc; 46(168):165-169.

Sharma S, Narayan S, Kaur M. Acute lymphoblastic leukaemia with giant intracytoplasmic inclusions - a case report. Indian J Pathol Microbiol 2000; 43(4):485-487.

Sharp L, Little J. (2004) Polimorfismos nos genes envolvidos no metabolismo do folato e na neoplasia colorrectal: uma revisão da huGE. Am J Epidemiol. 59(5):423-43.

Shichun Zheng, Xiaomei Ma, Luoping Zhang, Laura Gunn, Martyn. Smith, Joseph L. Wiemels, e et al. Hypermethylation of the 5_ CpG Island of the FHIT Gene Is Associated with Hyperdiploid and TranslocationNegative Subtypes of Pediatric Leukemia. CANCER RESEARCH 64, 2000-2006, 15 de março de 2004.

Shivakumar R, Tan W, Wilding GE, et al. Caraterísticas biológicas e resultados do tratamento da leucemia linfoblástica aguda secundária - uma revisão de 101 casos. Ann Oncol (2008) 19(9):1634-1638.

Shi Y, Zou M, Farid NR, Paterson MC.(2000): Association of FHIT (fragile histidine triad), a candidate tumour suppressor gene, with the ubiquitin-conjugating enzyme hUBC9. Biochem J; 352(Pt 2):443-8.

Sigurdur Ingvarsson. (2015): Alterações de FHIT no cancro da mama. BIOLOGIA DO CANCRO;11(2015): 361-366

Sigurdur Ingvarsson, Bjarni A. Agnarsson, Bjarnveig I. Sigbjornsdottir, Juha Kononen, Olli-P. Kallioniemi, Rosa B. Barkardottir, Albert J. Kovatich, Roland Schwarting, Walter W. Hauck, Kay Huebner e Peter A. McCue.(2015): Expressão reduzida de Fhit em carcinomas de mama esporádicos e ligados a BRCA2. INVESTIGAÇÃO DO CANCRO; 59: 26822689

Siprashvili Z, Sozzi G, Barnes LD, McCue P, Robinson AK, e Eryomin V, et al. (1997): A substituição de Fhit em células cancerosas suprime a tumorigenicidade. Proc Natl Acad Sci USA; 94(25):13771-6.

Skibola CF, Forrest MS, Coppede F, Agana L, Hubbard A, Smith MT, Bracci PM, Holly EA. (2004) Polimorfismos e haplótipos nos genes de metabolização do folato e risco de linfoma não-Hodgkin. Blood.104 (7):2155-62.s Smith, Malcolm A.; et al. (Feb 1999). "Leucemia secundária ou síndrome mielodisplásica após tratamento com epipodofilotoxinas" (PDF). Jornal de *Oncologia* Clínica (Sociedade Americana de Oncologia Clínica) 17 (2): 569-77.

Sobol RE, Royston I, LeBien TW et al. (1983) Fenótipos da leucemia linfoblástica aguda do adulto definidos por anticorpos monoclonais. Blood. 56,730-735.

Spector LG, Ross JA, Robison LL, et al. Epidemiologia e etiologia. In: Pui CH, editor. Childhood leukemias. New York: Cambridge University Press* (2006) p 48-66

Stam RW, den Boer ML, Meijerink JP, et al. A expressão diferencial do ARNm das enzimas metabolizadoras de AraC explica a sensibilidade ao Ara-C na leucemia linfoblástica aguda infantil com rearranjo do gene MLL. Blood 2003; 101(4):1270-6.

Stams WA, den Boer ML, Beverloo HB, et al. (abril de 2005). "Níveis de expressão de TEL, AML1 e os produtos de fusão TEL-AML1 e AML1-TEL versus sensibilidade a medicamentos e resultado clínico em leucemia linfoblástica aguda pediátrica positiva para t (12; 21)". *Clin. Cancer Res.* 11 (8): 2974-80.

Stein P, Peiper S, Butler D, et al. Granular acute lymphoblastic leukemia. Am J Clin Pathol 1983;79(4):426-30.

Strachan DP. Hay fever, hygiene, and household size. BMJ 1989; 299:125960.

Sugimolo. K. Yamada. K. Miyagawa. K. Hirai. H. e Oshimi. K. Diminuição ou alteração da expressão do gene FHIT em leucemias humanas. Stem Cells. 1997, 15: 223-228.

Sulong, S; Moorman, AV; Irving, JA; Strefford, JC; Konn, ZJ; Case, MC; Minto, L; Barber, KE; Parker, H; Wright, SL; Stewart, AR; Bailey, S; Bown, NP; Hall, AG; Harrison, CJ (1 de janeiro de 2009). "Uma análise abrangente do gene CDKN2A na leucemia linfoblástica aguda da infância revela deleção genômica, perda neutra de heterozigosidade do número de cópias e associação com subgrupos citogenéticos específicos." Blood 113 (1): 100-107.

Sultana **S.A.,** S. Kiranmayee, V.K. Bammidi, A.P. Shaik **e** K. Jamil.(2010):Introdução ao papel do gene da tríade frágil de histidina (fhit) no cancro: A Review of Literature with Special Emphasis on Cervical Carcinoma. Jornal Internacional de Investigação do Cancro, 7: 99113

Sunghoon Kim (2014): Aminoacyl-tRNA Synthetases in Biology and Medicine. Tópicos em Química Atual; 344:119-144

Sung-Suk Suh, Ji Young Yoo, Ri Cui, Balveen Kaur, Kay Huebner, Taek- Kyun Lee, Rami I. Aqeilan, Carlo M. Croce .(2014): FHIT Suprime a Transição Epitelial-Mesenquimal (EMT) e Metástase no Câncer de Pulmão através da Modulação de MicroRNAs. PLOS Genetics;10(10) e1004652

Sun J, Okumura H, Yearsley M, Frankel W, Fong LY, Druck T, et al.(2009): As actividades supressoras de tumores Nit1 e Fhit são aditivas. J Cell Biochem; 107 (6): 1097-106.

Swerdlow SH, Campo E, Harris NL, et al, editores. WHO classification of tumours of haematopoietic and lymphoid tissues (Classificação da OMS dos tumores dos tecidos hematopoiéticos e linfóides). Lyon, França: IARCPress (2008) p 157-178.

Szczepanski T. Porquê e como quantificar a doença residual mínima na leucemia linfoblástica aguda? Leucemia 2007;21 (4):622-6

Szczepanski T, Beishuizen A, e Pongers-Willemse MJ, et al. Os rearranjos do gene do recetor de células T de linhagem cruzada ocorrem em mais de noventa por cento das leucemias linfoblásticas agudas precursoras B da infância: alvos alternativos de PCR para deteção de doença residual mínima. Leukemia 1999;13(2):196-205.

Szczepanski T, van der Velden V, Raff T, et al. A análise comparativa dos rearranjos do gene do recetor de células T no diagnóstico e na recaída da leucemia linfoblástica aguda de células T (LLA-T) mostra uma elevada estabilidade dos marcadores clonais para a monitorização da doença residual mínima e revela a ocorrência de uma segunda LLA-T. Leukemia (2003)17(11):2149-2156.

Szczepanski T, Willemse MJ, Brinkhof B, et al. A análise comparativa dos rearranjos dos genes Ig e TCR no momento do diagnóstico e na recaída de LLA-B precursora na infância proporciona estratégias melhoradas para a seleção de alvos de PCR estáveis para a monitorização da doença residual mínima. Sangue 2002;99 (7):2315-2323.

T

Taketani T, Taki T, Sugita K, et al. As mutações FLT3 na ansa de ativação do domínio da tirosina quinase encontram-se frequentemente em crianças com LLA com rearranjos MLL e LLA pediátrica com hiperdiploidia. Sangue 2004; 103 (3):1085-8.

Taub JW, Konrad MA, Ge Y, et al. Elevada frequência de clones leucémicos em amostras de sangue de rastreio de recém-nascidos de crianças com leucemia linfoblástica aguda precursora de B. Blood 2002; 99 (8):2992-6.

Teresa Druck, Kay Huebner. (2007): FHIT (fragile histidine triad): Atlas Genet Cytogenet Oncol Haematol; 11(2):96-98.

Thomsen UL, Madsen HO, Vestergaard TR, Hjalgrim H, Nersting J, Schmiegelow K. (2011) Prevalência de células t(12;21) [ETV6-RUNX1] positivas em recém-nascidos saudáveis. Blood. 117(1):186-189.

Thorn I, Botling J, Hermansson M, et al. Monitorização da doença residual mínima com citometria de fluxo, rearranjos de genes receptores de antigénios e quantificação de transcrições de fusão na leucemia linfoblástica aguda infantil Philadelphia-positiva. Leuk Res 2009 Jan 19 [Epub ahead of print].

Tiacci E, Pileri S, Orleth A, et al. PAX5 expression in acute leukemias: higher Blineage specificity than CD79a and selective association with t(8;21)-acute myelogenous leukemia. Cancer Res 2004;64 (20):7399- 404.

Tobias Jeffrey S., Hochhauser, Daniel, *Cancer and its Management,* p. 43, 2013 (6.ª ed.), ISBN 1118713257, 9781118713259

Toblem G, Laequillat C, chasting C 1980, leucemia monoblástica aguda um estudo clínico e biológico de 74 casos. Sangue; 55:77

Torlakovic E, Slipicevic A, Robinson C, et al. Expressão de Pax-5 em tecidos não hematopoiéticos. Am J Clin Pathol 2006;126 (5):798-804.

Trapasso F, KrakowiakA, CesariR, Arkles J, Yendamuri S, IshiiH, et al. (2003): Designed FHIT alleles establish that Fhit-induced apoptosis in cancer cells is limited by substrate binding. Proc Natl Acad Sci USA; 100(4):1592-7.

Trapasso, F.; Pichiorri, F.; Gaspari, M.; Palumbo, T.; Aqeilan, R.I.; Gaudio, E.; Okumura, H.; Iuliano, R.; di Leva, G.; Fabbri, M.; et al. (2008): A interação do FHIT com a ferredoxina redutase desencadeia a geração de espécies reactivas de oxigénio e a apoptose de células cancerígenas. J. Biol. Chem; 283: 13736-13744

V

Valge-Archer V, Forster A, Rabbitts TH. As proteínas LMO1 e LDB1 interagem na leucemia aguda de células T humanas com a translocação cromossómica t(11;14) (p15;q11). Oncogene 1998; 17(24):3199-202.

Van der Velden V, Bruggemann M, Hoogeveen PG, et al. TCRB gene rearrangements in childhood and adult precursor-B-ALL: frequency, applicability as MRDPCR target, and stability between diagnosis and relapse. Leukemia 2004; 18(12):1971-80.

Van Dongen JJ, Langerak AW. Rearranjos de genes de imunoglobulinas e de receptores de células T. In: Pui CH, editor. Childhood leukemias. New York: Cambridge University Press; 2006. p. 210-34.

Van Lochem EG, van der Velden V, Wind HK, et al. Immunophenotypic differentiation patterns of normal hematopoiesis in human bone marrow: reference patterns for age-related changes and disease-indduced shifts. Cytometry B Clin Cytom 2004; 60(1):1-13.

Vannier JP, Bene MC, Faure GC.et al. (1989) Investigação da leucemia linfoblástica aguda CD 10(cALLA) negativa: nova descrição de um grupo com mau prognóstico. Br J Hematol. 72,156-160

van Wering ER, Beishuizen A, Roeffen ET, et al. Alterações imunofenotípicas entre o diagnóstico e a recaída na leucemia linfoblástica aguda da infância. Leucemia 1995;9(9):1523-33

Vecchio LD, Fasanaro A, Schiavone EM, Ferrara F. (1989) B-cell acute lymphoblastic leukemia (BALL heterogeneity (letter).Br J Haematol.72, 291
Visvader JE. (2011) Células de origem no cancro: Nature. 469:314-22.
Vodinelich L, Tax W, Bai Y, Pegram S, Capel B, Greaves MF.(1983) A monoclonal antibody (WT1) for detecting leukemias of T-cell precursors (T-ALL). Blood. 62, 1108.
W
Ward, E; DeSantis, C; Robbins, A; Kohler, B; Jemal, A (Mar-Abr 2014). "Estatísticas de câncer na infância e na adolescência, 2014". CA: uma revista sobre cancro para clínicos 64 (2): 83-103.
Washington, DC: Instituto de Patologia das Forças Armadas; 1994. p. 100-36.
Weinblatt, ME (10 de julho de 2013). Sakamoto, KM; Windle, ML; Cripe, TP; Arceci, RJ, ed. "Leucemia mielocítica aguda pediátrica". Referência Medscape. WebMD. Recuperado em 17 de abril de 2014
Wei-qun Xu, Ling-yan Zhang, Xue-ying Chen, Bin-hua Pan, Mao, Hua, Jing- yuang Li, Yong-min Tang .(2014): Creatinina sérica e depuração de creatinina para prever as concentrações plasmáticas de metotrexato após quimioterapia com altas doses de metotrexato para o tratamento de malignidades linfoblásticas infantis. Quimioterapia e Farmacologia do Cancro .73(1): 79-86
Weng AP, Ferrando AA, Lee W, et al. Mutações activadoras de NOTCH1 na leucemia linfoblástica aguda de células T humanas. Science 2004; 306 (5694):269-71.
X
Xueying Mao, Lara K. Boyd, Rafael J Yanez-Munoz, Tracy Chaplin, Liyan Xue, Dongmei Lin, Ling Shan, Daniel M. Berney, Bryan D. Young , Yong-Jie Lu (2011): Rearranjo cromossómico associado à inativação de genes supressores de tumores no cancro da próstata Am J Cancer Res;1(5):604-617
Y
1, Negoro E, Lee S, Takai M, Matsuda Y, Takagi K, Kishi S, Tai Yamauchi T K, Hosono N, Tasaki T, Ikebana S, Inai K, Yoshida A, Urasaki
Y, Iwasaki H, Ueda T.(2013) Um nível elevado de ácido úrico no soro está associado a um mau prognóstico em doentes com leucemia mieloide aguda. Anticancer Res. 33(9), 3947-3951
Yanagihara ET, Naeim F, Gale RP, et al. Leucemia linfoblástica aguda com inclusões intracitoplasmáticas gigantes. Am J Clin Pathol 1980; 74(3):345- 9.
Yang JJ, Cheng C, Yang W, et al. Genome-wide interrogation of germline genetic variation associated with treatment response in childhood acute Lymphoblastic leukemia. JAMA 2009; 301(4):393-403.
Yeoh EJ, Ross ME, Shurtleff SA, et al. Classification, subtypes discovery and prediction of outcome in pediatric acute lymphoblastic leukemia by gene expression profiling. Cancer Cell 2002; 1(2):133-43.
Yu K, Zhang J, Zhang J, Dou C, Gu S, Xie Y, Mao Y, Ji C. (2010) Methionine synthase A2756G polymorphism and cancer risk: a metaanalysis. Eur J Hum Genet. 18(3):370-8.
Z
Zalcberg IQ, Silva ML, Abdelhay E, et al. (outubro de 1995). "Translocação 11; 14 em três crianças com leucemia linfoblástica aguda de origem em células T". Cancer Genet.

Cytogenet. 84 (1): 32-8.

Zimonjic DB, Druck T, Ohta M, Kastury K, Croce CM, Popescu NC, Huebner K.(1997): Posições dos sítios frágeis do cromossoma 3p14.2 (FRA3B) no gene FHIT. Cancer Res ;57(6):1166-70

Zornoza AV, Agirre X, Palanco VM, Subero JIM, Eneriz ESJ, Garate L, Alvarez S, Miranda E, Otero PR, Rifon J, Torres A, Calasanz MJ, Cigudosa JC, Gomez JR,Prosper F. (2011) Frequent and Simultaneous Epigenetic Inactivation of TP53 Pathway Genes in Acute Lymphoblastic Leukemia. PLoS ONE. 6(2):1-14.

Zuo Z, Jones D, Yao H, Thomas DA, O'Brien S, Ravandi F, Kantarjian HM, AbruzzoLV, Medeiros L J, Chen SS, Luthra R. (2010) A pathwaybased gene signature correlateswith therapeutic response in adult patients with Philadelphia chromosome-positive acute lymphoblastic leukemia. Patologia Moderna. 23(11):1524-34.

Zuna J, Cave H, Eckert C, et al. LLA secundária na infância após tratamento de LLA. Leukemia 2007; 21(7):1431-5.

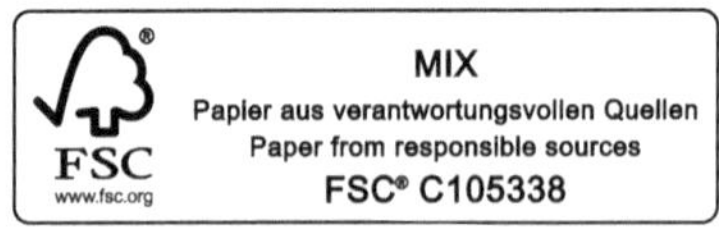

Printed by Books on Demand GmbH, Norderstedt / Germany